# Une cicatrice dans la tête

Valérie Pineau-Valencienne

# Une cicatrice dans la tête

## Un témoignage sur l'épilepsie

Plon

ISBN : 2-259-19365-X

*A mes parents*

*A Eric Laurent, pour sa patience et sa confiance*

L'hôpital Foch de Suresnes se dresse telle une forteresse sur les hauteurs de la ville ; on le prend d'assaut par une petite rue escarpée qui serpente à travers les arbres. Lorsqu'on arrive enfin à bout de souffle devant la porte de l'entrée principale, la silhouette carrée de l'édifice se détache du ciel, sans autre voisinage que les nuages.

Massif, construit dans une pierre blonde, il a fière allure par beau temps, mais quand le ciel vire au gris, il prend l'aspect sinistre d'un bunker.

Le premier jour où je suis arrivée à Foch, il pleuvait.

A l'accueil, une femme blonde d'un certain âge me renseigna aimablement :

— Service de neurologie ? Bâtiment D, troisième étage. Vous suivez le couloir sur votre droite et prenez l'ascenseur du fond.

J'ai obéi machinalement, comme une somnambule.

Les couloirs hospitaliers, je les pratiquais depuis longtemps. Celui-là n'échappait pas à la règle, vert pâle, dont la peinture s'écaillait par endroits. J'enregistrais les menus détails, couloir vert pâle... lumière jaune foncé de l'ascenseur... des services sans âme illuminés ici ou là de traces d'unités pédiatriques sous forme d'autocollants de Mickey ou Babar à moitié décollés sur les portes vitrées.

Une petite fille me dépassa soudain, serrant un vieux

nounours dans ses bras. Je me suis brusquement rappelée mes premiers contacts avec l'hôpital et j'ai eu envie de pleurer.

Ce n'était pas le moment.

Un peu perdue j'ai à nouveau demandé mon chemin à une infirmière qui courait en sens inverse, un dossier sous le bras.

— Neurologie ? Première porte à droite, cria-t-elle, essoufflée.

Redressant la tête et le buste, j'ai pénétré dans la minuscule salle d'attente du professeur T. Le rendez-vous, fixé à 16 heures, ne pourrait avoir lieu à temps si on en jugeait par les cinq ou six personnes assises – ou plutôt échouées – sur les chaises. Quelques journaux traînaient sur une table basse. Je pris un magazine suffisamment périmé pour devenir une véritable curiosité et me plongeai dans le mariage de Lady Di en attendant mon tour.

Un silence de mort planait sur la pièce ; nous nous jetions de temps à autre un petit coup d'œil furtif et timide, n'osant demander au voisin sa raison d'être ici.

Neurologie. Cerveau. Cerveau déficient.

Un homme, tête baissée, contemplait ses mains d'un air absent.

Une femme entre deux âges semblait fascinée par le spectacle de la fenêtre ; nous échangeâmes un bref sourire, gage de civilité, de connivence et, peut-être, d'encouragement.

Les minutes s'écoulaient lentement, entre torpeur et nervosité.

La pièce se vida à intervalles réguliers ; je calculai que monsieur T. gardait ses patients en moyenne vingt minutes ; ils ressortaient le corps voûté, murmurant un remerciement à peine audible, s'élançant vers la sortie comme s'ils venaient d'échapper à la prison, emportant leur mystère avec eux.

— Mademoiselle Pineau...

Une voix calme et posée m'appela après plus d'une heure d'attente. Je me suis redressée, ai programmé une expression aimable, presque chaleureuse (normale ?) et suis entrée dans le bureau de monsieur T., curieuse de découvrir enfin à qui appartenait cette voix.

Monsieur T. se tenait debout au milieu de la pièce, petit homme maigre et sévère au long visage, corps menu sanglé dans sa blouse blanche, cheveux poivre et sel surmontant un front démesurément haut. Il m'observa de ses yeux noirs un peu trop grands pour son visage étroit. Je fus cependant frappée par son regard, chaud et bienveillant, qui contrastait avec l'aspect sérieux, compassé, un peu « formica » du personnage. Je regardai ses chaussures : des chaussures anglaises, modèle Derby, astiquées avec soin, dont le cuir possède une belle patine – celle des objets que l'on entretient avec précaution.

Après les salutations d'usage, monsieur T. me demanda pour quelle raison je venais le consulter.

— Je suis épileptique.

Le mot enfin lâché résonna comme une bombe à retardement rouge sang qui s'écrasa dans la blancheur de la pièce, me cogna le cœur ; je ne m'étais jamais résolue malgré un calme apparent à le banaliser.

Les yeux de monsieur T. s'allumèrent pendant une demi-seconde, atténuant son attitude un peu distante.

— Ah ! Quel âge avez-vous ?

— Vingt-quatre ans.

— Quand ont débuté vos crises ?

— A l'âge de huit ans.

— A l'heure actuelle, elles interviennent à quelle fréquence ?

— Toutes les trois semaines environ.

— Ces crises, pouvez-vous me les décrire un peu ?

Les décrire, pour la énième fois...

J'étais passée maître dans la description de ces états vraisemblablement incurables ; les nombreux médecins consultés jusqu'à présent les considéraient comme des cas superficiels d'une maladie négligeable, j'en étais arrivée à penser en abordant monsieur T. que j'avais à peine le droit de guérir tant la maladie semblait insignifiante aux yeux du corps médical.

Mais j'ai tenté, sans beaucoup d'illusions, de lui parler de ce phénomène étrange et affolant qu'ont toujours représenté pour moi les crises d'épilepsie.

Je lui ai donc expliqué les alertes, la dilatation de l'espace-temps, la sensation brutale de mort, les amnésies, la soudaineté des crises, la tristesse de ne pas pouvoir me maîtriser, le départ involontaire et toujours douloureux vers l'autre monde.

Monsieur T. ne me regardait plus ; les doigts ramenés sur ses lèvres, il écoutait tel un prêtre au confessionnal (il avait d'ailleurs un peu l'allure d'un religieux).

Lorsque je me tus, un silence éprouvant s'installa.

Puis il releva la tête et prononça les paroles annonciatrices de nos futurs rapports :

— Cela ne doit pas être facile à supporter, ces crises qui surgissent sans que vous ne puissiez les appréhender – ou si peu.

— Vous avez raison, c'est très angoissant.

Cela ne doit pas être facile à supporter... Monsieur T. avait trouvé la juste phrase, celle que j'attendais depuis longtemps : pas d'empathie, pas de pitié non plus, seulement une délicatesse et une compassion respectueuses. Cela ne doit pas. Il n'avait pas dit « ça n'est ». Il avait dit « cela ne doit pas », se gardant bien de toute affirmation hâtive. Pour la première fois, je me suis sentie comprise par un membre du corps médical. Je fondis de reconnaissance muette. Cette phrase, ce simple détail prenait une importance capitale ; le soin que portait monsieur T. à la forme, la précaution qu'il venait d'apporter à son expression me laissaient augurer du meilleur ; je réalisai alors combien j'avais besoin d'un interlocuteur qui ait du tact.

Du tact, monsieur T. en semblait pourvu plus que la moyenne. Il reprit la parole :

— Ces crises que vous venez de me décrire, cela vous ennuierait-il beaucoup de les écrire ? J'aimerais vous revoir dans une quinzaine de jours pour discuter avec vous du traitement, mais d'ici là, si vous pouviez les relater par écrit, je pense que cela pourrait être utile.

J'ai souri.

— Pour bien faire, monsieur, ce n'est pas les crises que je devrais vous écrire mais plutôt leurs conséquences sur le quotidien et sur ma vie en général.

A nouveau j'ai senti la distance de monsieur T. se transformer en curiosité.

— Pourquoi pas ? Vous sentez-vous capable de rédiger un témoignage sur le sujet ?

— Oui.

Très calmement monsieur T. continua :

— Je vous propose de nous revoir pendant un certain temps une fois par mois ; vous m'enverrez régulièrement vos textes et nous en discuterons. Nous verrons ensuite comment envisager un mieux-être. Je ne vous promets pas la guérison mais je pense que cela peut être bénéfique pour vous et intéressant de découvrir comment vous avez appréhendé la maladie. Fouillez dans vos souvenirs pour en extirper ce qu'est, pour vous, l'épilepsie.

Nous nous saluâmes cérémonieusement sur ce curieux accord et, songeuse, j'ai repris le chemin de la maison, très étonnée par la demande de monsieur T. ; elle tranchait tellement avec l'attitude des précédents médecins...

Je me suis immédiatement enfermée dans ma chambre et ai commencé à écrire...

A écrire au présent, sans barrière temporelle, comment l'ennemi s'était infiltré au fil des années, comment il avait vécu en moi, comment, surtout, j'avais vécu avec lui, malgré lui...

# 1

— Maman, raconte-moi une histoire...

J'ai huit ans et demi, je m'appelle Valérie et j'adore les histoires.

— Bien. Viens t'asseoir près de moi, Lili (l'entourage familial me surnomme toujours Lili).

Maman a ouvert le grand livre magique ; blottie contre elle je l'écoute commencer la lecture de *La Belle au Bois dormant*. J'en frémis de joie.

« Il était une fois... »

Subitement, un petit signal d'alarme vient perturber la quiétude de cet instant : « Il était une fois... » Une fois quoi ? Une fois quand ? Où est le temps, qu'est-ce que le temps, le temps n'existe pas au pays bizarre d'il était une fois, quelle heure est-il, quel est mon temps, il s'enfuit pour rejoindre les frontières mouvantes du conte de Perrault... Il était une fois... Il est zéro fois, rien n'existe plus, la mort va me prendre brutalement au détour d'une légende, elle me pulvérise, je n'existe pas, la vie n'existe pas, Dieu n'existe pas...

Ça y est, panne de courant, j'ai quitté l'entourage, je suis partie pour quelques minutes vers le trou noir du néant.

Quelques instant plus tard, je me réveille dans mon lit, épuisée. Par quel tour de prestidigitation ai-je atterri dans cette chambre, que s'est-il passé, mon corps pèse des tonnes, je n'arrive plus à bouger, j'ai l'impression d'avoir été rouée de coups. Je distingue un visage dans la pénombre de la pièce. Maman ? Une maman. C'est maman. Quel est son prénom ? Je ne sais plus. Quel est mon prénom ? Je ne sais plus. Je me sens vidée, anéantie, dépossédée de moi-même, petite fille toute neuve et sans mémoire.

— Maman... maman, que s'est-il passé ?

— Rien, ma chérie, murmure le visage aux yeux inquiets. Tu as juste eu un malaise.

J'ai juste eu un malaise.

Les « malaises » ont débuté il y a six mois, une nuit de janvier 1973.

Jusqu'à cette fameuse nuit qui me fait basculer dans un autre monde, j'ai peu de raisons de me plaindre de la vie, une enfance privilégiée, bonne élève, des parents attentifs et aimants, la vie semble rassurante, routinière, ouatée. Préférée de notre grand-mère, aînée précoce, je vis dans l'aisance et la facilité au sein d'un univers parfaitement rythmé par les petits bonheurs, dans une totale absence de combats.

Janvier 1973. Je viens juste d'entrer dans ma huitième année. Depuis deux ou trois jours, je suis clouée au lit par une forte fièvre. Je revois le papier peint marron et blanc de la chambre à coucher.

Je réclame la présence constante de ma mère, des histoires, de l'eau et encore des histoires, et reste à côté de moi, et je m'ennuie toute seule, et j'ai mal à la tête ! !

Je me sens très faible, vomis souvent sans me précipiter hors du lit, souillant les draps de bile – j'ai du mal à me nourrir.

Maman oscille entre inquiétude et irritation : je semble transformée en poupée de chiffon, blafarde, molle, inerte et gémissante. Une nuit, la fièvre augmente. Papa est parti en voyage pour son travail. Maman m'autorise à dormir dans le lit parental, faveur inhabituelle. Minuit. 1 heure du matin. 2 heures.

Maman me lance, énervée :

— Arrête de bouger comme ça, voyons ! Tâche de dormir un peu !

Pas de réaction. Elle allume sa lampe de chevet et réalise que sa petite fille ne peut pas répondre car elle a plongé dans le coma.

Elle se rue sur le téléphone et réveille le pédiatre de la famille.

Quelques heures plus tard, j'émerge dans la voiture du médecin qui m'emmène à l'hôpital Antoine-Béclère de Clamart. Je me souviens d'une lumière vert foncé, celle du jour qui commence à poindre, d'une sensation proche du soulagement, des paroles rassurantes de maman, d'une arrivée dans une chambre d'hôpital qui ne m'a pas du tout terrifiée. Rien ne doit changer, on s'occupe de moi, tout va bien.

On s'occupe de moi...

Pendant quelques jours, les médecins ne savent pas ce que j'ai et ma mère a porté seule l'angoisse de l'incertitude sans que je ne m'en rende compte un seul instant. Les examens se succèdent à un rythme effréné, électroencéphalogramme, prises de sang, ponctions lombaires (que j'orthographierai « Lambert » pendant des années, me créant ainsi un personnage de tortionnaire qui aurait légué son patronyme à la médecine). Si les prises de sang semblent une douleur très supportable, la première ponction sera beaucoup plus traumatisante.

Elle déclenchera le déclic de la panique.

Je somnole sur les oreillers. Maman vient de s'absenter lorsqu'un homme et une femme en blouse blanche pénètrent dans la chambre pour me dire :

— Ma petite chérie – je me méfierai désormais de telles appellations dans la bouche du corps médical –, on va te faire une piqûre qui ne te fera pas mal du tout. Mets-toi assise sur ton lit, retire ta veste de pyjama, retourne-toi et enfonce ta tête sur ton oreiller. Voilaâ. Paârfait.

Ils plantent l'aiguille dans le bas du dos.

La colonne vertébrale se cabre sous l'effet du choc de la douleur, je hurle de toutes mes forces.

C'est atroce, la douleur s'apparente à celle d'un poignard que l'on retirerait de la chair, avec lenteur, avec sadisme. Plus tard, des amis médecins m'ont prétendu que cela ne fait jamais mal lorsque c'est bien fait, ce qui confirme la règle numéro un : ne JAMAIS croire un praticien lorsqu'il tente de sous-estimer la souffrance d'un examen médical qu'il n'a pas eu à subir. La journée qui suit la matinée de la ponction se déroule entre sanglots et migraine à se taper la tête contre les murs.

Le premier électroencéphalogramme se révèle pire encore : anémiée au dernier degré par les pipettes de sang prélevées à grande échelle, je ne peux plus marcher ; on me conduit donc en chaise roulante à l'étage inférieur, dans une salle minuscule. Je ne sais toujours pas le but de la manœuvre, je ne sais pas ce qu'on va me faire, je suis un animal terrorisé. Là, deux infirmiers se montrent ni plus ni moins odieux : je ne sais pas pourquoi ils ont fait cela, pourquoi ils se sont moqués avec autant de méchanceté d'une fillette sans défense et épuisée. Je pleure doucement, sans révolte, juste accablée, et tandis qu'ils fixent sur ma tête les fils des électrodes à l'aide d'une substance poisseuse et salée, ils m'insultent, riant de leur pouvoir.

— Ferme les yeux, idiote. Regardez-moi la pleurnicheuse ! Quel bébé !

Je ne comprends pas qu'ils ne se soient pas rendu compte à quel point la mise en scène d'un électroencéphalogramme peut paraître effrayante pour une enfant. Dieu merci, pendant cette horrible demi-heure – un siècle –, ma mère est arrivée dans la chambre, je la retrouve et peux me jeter dans ses bras pour lui hoqueter mes malheurs.

Hormis ces deux moments difficiles, le séjour se passe cependant assez bien.

Environ trois jours après l'hospitalisation, on m'adjoint une compagne de chambre. Elle doit avoir une douzaine d'années, elle a des cheveux châtains ternes, un visage pâle moucheté de taches de rousseur et des yeux délavés. Curieusement, elle semble pleine de joie – ce qui est paradoxal vu son état : elle souffre de sérieuses complications pulmonaires et passe la nuit plus une partie de ses journées sous une tente à oxygène. Je me rappelle sa gentillesse, sa faculté de prendre son mal en patience avec une absence de tristesse proprement ahurissante. Sa mère, infirmière au sein du service hospitalier, vit à ses côtés – elle fait de fréquents séjours à Béclère. C'est sa deuxième maison, elle se promène dans les couloirs en terrain conquis et me transmet un peu de son assurance.

Je rencontre aussi un jeune garçon prénommé Mustapha. Il est lourdement handicapé : lors de ma première hospitalisation, ses articulations se pliant à l'envers l'empêchent de marcher. Je le reverrai un an plus tard, bondissant comme un cabri...

A l'hôpital, le temps est aboli.

Nous, petits malades, somnolons durant la journée, entourés de parents dans le meilleur des cas et de la valse du personnel en blanc, mais la nuit, le paysage s'anime et nous vivons des instants de bonheur précieux. Nous nous éveillons pour ainsi dire à minuit. Souvent les infirmiers comprennent notre besoin de défoulement : pour notre plus grande joie, ils organisent des courses de chaises roulantes dans les couloirs. Cela me semble très amusant, nous avons le sentiment de bêtises faites avec le consentement des adultes, enfin des insomnies tolérées et admises, pas de « chut, dormez, je ne veux plus vous entendre » ; les néons verts des couloirs illuminent nos parties de cache-cache nocturnes. Pour la première fois j'aime la nuit et j'aime l'univers de l'hôpital.

Dans la journée, les enfants malades ont la possibilité de s'amuser dans la salle de jeu du service animée par une ravissante jeune femme qui s'appelle Marion. Elle est douce et joyeuse. Je voudrais jouer avec elle mais je n'en ai pas la force : au bout d'un quart d'heure de tentatives, je dois me traîner en pleurant jusqu'à ma chambre, j'ai bien trop mal au crâne le jour pour rester longtemps debout. La lumière fait mal.

Maman me lit des tas d'histoires, les parents m'offrent une poupée blonde qui me fascine.

Chaque matin, je demande à maman :

— Dis, maman, quand est-ce que je vais rentrer à la maison ?

— Bientôt, ma chérie, bientôt.

— Mais quand ? Demain ? Après-demain ? Quand ?

— Peut-être après-demain.

Les lendemains se prolongent, s'étirent, se multiplient, un siècle, une éternité.

La chambre blanche de l'hôpital... ses odeurs de désinfectant... le sol froid, si froid lorsque je descends du lit, le grand lit si haut ...

Je pose le pied sur le sol. J'ai froid, je tremble, je grelotte de fatigue... Le contact glacial des orteils avec le carrelage provoque des décharges électriques... Il faut marcher un peu. Les infirmières l'ont exigé. Un pas. Deux pas... Aller jusqu'à la porte, comme une petite vieille qui peine à se mouvoir. La porte gigantesque... lumière grisâtre de la chambre assombrie par les nuages du matin. La lampe n'est pas allumée. Je tâtonne jusqu'à la sortie, franchis le seuil ; et les néons du couloir vert pâle m'assaillent, m'aveuglent de leurs rayons maléfiques. J'ai envie de m'écrouler. Une infirmière vient me soutenir.

— Tu as envie d'aller aux toilettes ?

Je ne sais pas. Ai-je envie d'aller aux toilettes ?

Répondons oui.

— Oui. S'il vous plaît.

Je marche comme un robot rouillé, empêtré par un corps qui refuse de m'obéir. Trop faible. Trop lourd.

J'arrive enfin à destination ; chaque pas provoque un assaut de migraine qui déchire les tempes. Je m'assieds sur la lunette des toilettes, fais semblant de faire pipi et relève la tête : dans la glace, en face de moi, une fillette me regarde de ses grands yeux qui lui mangent un petit visage blanc et émacié. Des baguettes châtaines pendent le long de ses grandes oreilles : Dumbo l'éléphant volant frappé d'anorexie. Mon visage a rétréci de moitié ; seule surnage une paire d'yeux ronds, agrandis par l'effarement. Je ne me reconnais pas. Je n'ai plus d'âge, je ressemble à n'importe quel gosse malade, fantomatique, au regard inexpressif.

Je n'ai plus huit ans.

Vite, retournons dormir.

Dix jours passent.

Un matin, maman entre dans la chambre un sourire aux lèvres, détendue :

— Valérie, monsieur G. va venir te voir ; il vient t'expliquer ce qui t'est arrivé. J'ai une bonne nouvelle pour toi, tu sors demain de l'hôpital. Bientôt, je pense que nous oublierons ces mauvais souvenirs.

Je sors demain d'Antoine-Béclère...

Ils ont trouvé. Ils ont trouvé ce pourquoi je suis là. Ils ont transformé mes bras en pelote d'épingles, mais ils ont trouvé. J'ai à peine la force de me réjouir.

Trois médecins pénètrent en file indienne dans la pièce, trois silhouettes blanches impressionnantes, déformées par ma position allongée. Je reconnais parmi eux monsieur G. Je ne l'avais jamais vu avec sa blouse blanche. Avant, lorsque j'allais à son cabinet de consultation à Boulogne, il portait toujours son costume de ville. Il paraît aminci par sa nouvelle tenue, différent aussi du pédiatre que j'ai toujours connu, plus sérieux, plus froid, moins intime.

— Bonjour, Valérie. Alors, comment ça va ? Bien ?

Que répondre ? Que j'ai envie de dormir tout le temps ? Que ma tête me fait parfois hurler de douleur ? Que mes bras sont devenus translucides, criblés d'œdèmes ?

Il ne faut pas dire cela, il faut répondre que je me sens bien, comme ça je sortirai tout de suite.

— Oui, oui, ça va.

— Bon. Tu dois te demander un peu ce qui s'est passé

et pourquoi nous t'avons fait autant d'examens (les examens défilent dans mon crâne comme autant de tortures raffinées). Voilà, c'est une longue histoire. Lorsque ta maman te portait dans son ventre, elle a attrapé un microbe qui s'appelle la toxoplasmose. La toxoplasmose se transmet par les chats et les pigeons. Ce n'est pas grave du tout. Tu es juste née avec une petite cicatrice au fond de ton œil. Ta maman m'a dit que tu avais récemment fait une chute de ski [en effet, mon premier contact avec la montagne s'est soldé par un superbe vol plané qui m'a laissée KO]. Nous n'en sommes pas sûrs, mais cette chute a probablement réveillé ta petite cicatrice. [A ce stade-là de l'explication, mon cerveau me semble un lâche, incapable de la moindre obéissance, à la merci du plus minuscule des vers de terre ; je visualise la scène sous la forme d'un lombric noir et visqueux qui ondule à l'intérieur du crâne.] Ne t'inquiète pas, il se peut que la petite cicatrice bouge encore et provoque alors des sensations qui pourront te paraître désagréables. Nous allons te donner des médicaments et te soigner, tu dois bien obéir à tes parents. Ne t'inquiète pas, tout se passera bien, tu vas pouvoir rapidement retourner à l'école. Tu as des questions ?

Aucune. Je n'ai aucune question, je ne comprends absolument rien sinon une chose : un aspic microscopique me détraque la tête.

Je regarde maman. Elle sourit un peu tristement. Ne t'inquiète pas, maman. C'est rien.

Maman me parle doucement :

— Ne t'inquiète pas, Lili, c'est rien. Tu vas te reposer à la maison. Après, lorsque tu iras mieux, tu retourneras à l'école. Ta maîtresse et tes amis t'ont envoyé chacun une lettre, tu les trouveras en rentrant.

J'ai peur que maman ne se fasse du souci pour moi.

— Allez, Lili, nous partons ! Prends ta poupée, j'appelle l'infirmière.

Je sors d'Antoine-Béclère au bout d'une dizaine de jours qui paraissent une année, dans un état de maigreur et d'épuisement tel qu'il faut une longue convalescence à la maison avant de pouvoir reprendre le chemin de l'école. Avant le séjour à Béclère, je n'étais déjà pas bien grosse, mais là je n'ai plus que la peau sur les os.

Confortablement calée contre les oreillers moelleux du lit, je continue la grande cure de sommeil, dormir, dormir...

Dormir d'un sommeil sans rêves, lourd, noir.

Petit à petit je reprends des forces, j'arrive à lire une page de bande dessinée, puis deux, puis trois, pareil pour les repas ; bientôt je retrouve le goût des bonbons, je me bourre de Car-en-Sac et de pâte d'amande en compagnie des livres d'enfant. Mes petites sœurs passent dans le couloir sur la pointe des pieds, on a dû leur seriner de ne pas me déranger, de ne pas faire de bruit !

Les rêves reviennent enfin, je m'envole à nouveau pour le pays Merveilleux, chausse les pantoufles imprégnées de poudre magique et plane jusqu'à l'île des Marsupiaux. En souplesse, j'atterris sur un banc de sable chaud et retrouve Wingo le dauphin bleu, une de mes créations d'avant la maladie. Salut, Wingo, quel plaisir de te revoir ! Tu m'as bien manqué à l'hôpital. Tu vas bien ? Allez, plongeons, j'ai envie de m'agripper à ton aileron et de me faire chahuter dans l'eau tiède. Pas d'ennemis au pays Merveilleux, pas de microbes, pas de violence, le bien-être, l'harmonie, la solidarité, la joie...

Les enfants de la classe m'écrivent chacun une petite lettre qui fait chaud au cœur.

Mars 1973 : après deux mois d'immobilité forcée, je retourne à l'école. La maîtresse me souhaite la bienvenue, les camarades de classe sourient, bonheur, bonheur, j'ai retrouvé mon cadre de vie. Je vais recommencer comme avant. Comme avant ! Ramener de bons carnets aux parents, aller chez les unes ou chez les autres, jouer à la marelle ou à chat, me disputer avec ce crétin de Christophe qui veut toujours me donner des claques dans la cour de récréation, rire en compagnie de ma meilleure amie qui porte le même prénom, grandir sans y prêter attention...

Mais non.

Que se passe-t-il, pourquoi les chiffres dansent-ils devant mes yeux et refusent de s'imprimer, pourquoi faut-il désormais fournir des efforts colossaux pour mémoriser des formules, des règles de grammaire qui, jusqu'alors, semblaient des évidences ? L'école est devenue une prison grise, un monde absurde, j'ai sommeil, sommeil à chaque instant...

Doucement je rétrograde dans les limbes du classement scolaire. L'observation « Valérie a du mal à se concentrer » a remplacé « excellente élève ».

Une certitude s'écroule, celle de la facilité de la vie. Une deuxième disparaît irrémédiablement : celle de la sécurité de la vie.

Sécurité ? Quelle sécurité ?

Malaises, crises, toxoplasmose. La-cicatrice-qui-bouge-dans-ma-tête me fait parfois perdre connaissance. Les malaises ont débarqué brusquement et rythment à présent mensuellement le quotidien. Les médicaments n'y peuvent rien. Chaque mois, je meurs pendant cinq minutes : sensation terrifiante d'abandon, de perte de tout repère.

Quel est mon âge, quel est mon nom...

Trouver un apaisement devient une haute lutte, dans la famille, on parle de « malaises » et de « remèdes ». Les médecins ne s'étant pas donné la peine d'expliquer aux parents ce que signifie une « crise comitiale », la seule logique veut que j'aie des « malaises ».

Une fois par mois environ, je me pulvérise brusquement, pars vers une autre galaxie, vers l'angoisse d'y laisser ma peau à tous les coups, je sombre dans des moments d'inconscience suivis d'amnésies difficiles à combler.

Une rivière souterraine, glauque, insidieuse, qui afflue brutalement jusqu'au cerveau pour y cracher l'anéantissement rode dans une région mystérieuse du corps...

« Remède » est un terme plus optimiste et plus vieillot que « médicament » ; il implique l'espoir d'une guérison. En ce qui concerne le Gardénal, il est mal choisi : les crises surgissent n'importe quand, n'importe où et me pourrissent la vie. Quant aux effets secondaires, je les trouve lourds à supporter. Je deviens une petite droguée aux pupilles dilatées, somnolente ou surexcitée, désespérément en quête de normalité, poupée parlante dont les piles ne fonctionnent pas très bien.

Matin, midi et soir je dois avaler cinq comprimés de Gardénal. Personne ne m'a expliqué les effets secondaires d'un tel traitement. Son but ? Me guérir, faire disparaître les malaises.

Je me cogne dans le coton qui annihile la perception du monde extérieur, Gardénal, fine pellicule de gaze qui recouvre la vie, la masque, la déforme, la rend parfois opaque.

Sommeil permanent sur le pupitre, nuits d'angoisse à me retourner dans tous les sens et à ruminer les nouveaux échecs, Gardénal ou la vie à part.

Je suis métamorphosée en gamine abrutie, toujours en retard d'une joie ou d'une colère.

— Valérie, combien font 25 et 43 ?

— Euh...

— Allez, un petit effort. 5 et 3 ?

— (5 et 3, 8, c'est ça, 8...) 8, madame.

— Bien. Et 2 et 4 ?

— 6.

— Alors ?

— (Alors quoi ? Ça fait 6 et 8 ? Ça fait 14) 14, madame.

Hurlement de rire de la classe.

## 2

« Valérie est dans les nuages »... « élève absente »... « élève brillante lorsqu'elle ne dort pas »...

Maudit Gardénal, maudite maladie.

J'ai élu domicile dans les nuages, contrainte et forcée par ces cachets blancs que je dois prendre quotidiennement. Les années d'enfance se déroulent dans un climat de brume, de limbes, de silence.

Traitement très lourd, seul l'entourage familial me donne l'impression de rester à peu près intact.

Il règne à la maison une atmosphère de grande gaieté, de légèreté, une bonne entente entre frère et sœurs, une fantaisie que notre mère insuffle au jour le jour.

Quant à notre père, je le trouve merveilleux. Mais je le vois peu, toujours en voyage, toujours entre deux avions. Il revient, tel le Père Noël, du Brésil ou d'Espagne les bras remplis de cadeaux : poupées grecques, poupées alsaciennes, notre chambre se couvre de petites figurines achetées à l'aéroport.

Papa travaille beaucoup, rentre tard le soir et s'absente souvent, mais jamais nous ne ressentons de réelle mélancolie. Au retour de ses périples, il nous entoure de son amour, se charge parfois de nous coucher, nous entraîne au supermarché, nous amène, ma sœur cadette et moi, à son bureau pour soulager maman le samedi matin.

Papa et maman ne me font pas véritablement sentir

que j'ai une maladie. La nient-ils ? Ont-ils reçu des consignes médicales les enjoignant à me traiter comme les autres ? Probablement. Mais je sens parfois à leur regard une inquiétude vite réprimée.

Le matin, lorsque papa est parti en voyage, je me glisse dans le lit parental et demande à maman de me raconter comment elle et papa se sont rencontrés. C'est mon histoire favorite, « un jour, chez des amis… ».

Un sourire de ravissement flotte sur mes lèvres… Malgré les embûches, les « malaises », le Gardénal, je me blottis contre maman et tremble d'émotion à l'écoute de leur amour. Un jour, cela m'arrivera. Un jour, je guérirai. Un jour, je Le rencontrerai, et peut-être que je serai jolie, qui sait ? (Enfant, je me trouve affreuse, efflanquée, blafarde, dotée d'énormes oreilles décollées, d'yeux gris globuleux, croisement entre un rat et une grenouille.)

Maman est une princesse, papa… papa n'est pas exactement le prince charmant : lorsqu'il débarque à la maison – « bonjour, Ninette (surnom de maman qui s'appelle Guillemette), bonjour, Lili, bonjour, Lolo, bonjour, Margot, bonjour, mon Titou » –, il me paraît beau, heureux et incroyablement solide. Un vrai père, pas assez fragile pour prétendre au titre de prince charmant. Il n'est pas charmant : il est invulnérable !

J'aime mes parents, les trouve drôles, tendres, bien plus intéressants que ceux que je rencontre chez mes amis.

Maman écoute toujours des disques qui sortent de l'ordinaire, nous sommes élevés aux sons de Leonard Cohen, Bob Dylan, les Rolling Stones ou Janis Joplin, goût d'autant plus original que maman n'a rien d'une soixante-huitarde, elle est toujours très élégante, très « glamour ».

Enfin, cette vision idyllique de bonheur familial ne va pas sans me poser quelques problèmes : y ai-je ma place ?

Oui, ils sont adorables. Oui, ils respirent la joie de

vivre. Comment ne pas les décevoir ? Comment ne pas faire tache au sein de cette harmonie ? Comment ne pas la troubler ?

Etre une petite fille rassurante, oh oui, ne pas leur causer le moindre souci, garder solidement enfouies au fond de moi les pulsions terrifiantes de mort, répondre à leurs regards attentifs, parfois craintifs et soucieux, par une obéissance et un travail toujours renouvelés, cravacher à l'école, être gentille...

Je développe une endurance, un sens du contrôle très aigu. Enfant extravertie, hyperémotive qui ne domine pas sa joie mais tait ses chagrins. Je me contrôle toujours plus, dissimule les peines, ce contrôle forcené des désarrois est un acquis définitif.

Je ne réagis jamais à la première claque. J'attends. Je la garde en mémoire. Une humiliation. Puis deux... Puis trois... A la dixième, j'éclate brutalement en formidable crise de nerfs, colères rarissimes mais violentes, et surtout totalement disproportionnées par rapport à leur cause initiale. Mais je n'arrive pas à expliquer qu'elles ne sont que le résultat d'accumulations de mini-drames.

— Cette petite est insupportable, gronde un jour une amie de ma mère qui assiste à un de ces curieux accès de fureur. Elle te fait une comédie, donne-lui une bonne fessée.

— Non, lui répond maman. Elle n'en est pas responsable. Je sens que Valérie veut dire des choses qu'on ne peut pas comprendre, laisse-la se défouler.

Maman ne supporte pas dans ces cas-là la souffrance que je semble m'infliger ; l'énervement ne s'extériorise qu'en coups et tremblements. Elle paraît moins sévère envers moi qu'avec les autres frère et sœurs car, à la différence des autres, elle croit que ces cris sont des hurlements de désespoir. Elle attend la fin sans réagir.

Je déteste cela, j'aimerais qu'elle me colle une bonne fessée ; je le mérite, punis-moi, je suis odieuse.

Punis-moi, je suis comme les autres.

Punis-moi, je t'en prie, rassure-moi, j'ai si peur de ne pas être comme les autres.

A l'école, un certain vide se creuse autour de moi.

La découverte de l'hôpital et son cortège de souffrances forme un contraste saisissant avec ma vie d'enfant gâtée. Avant cet hiver, la tendresse et l'aisance qui m'entourent me semblent aller de soi. C'est somme toute normal, je n'ai rien connu d'autre.

Le mystère qui entourera la maladie durant l'enfance et l'adolescence (« Valérie et ses malaises ») aura un effet psychologique désastreux : ce mal devient rapidement à mes yeux une punition censée sanctionner les premières années de douceur ; je vivrai longtemps avec la peur au ventre de décevoir, secouée par les trahisons que m'inflige le cerveau, trouvant dans la maladie un justificatif aux bonheurs.

Tu as eu ta crise ? Bien fait. La joie se monnaie. Trouver une raison à l'inexplicable, trouver une raison à l'angoisse qui m'étreint le cœur, trouver une raison à la disparition de l'identité. De quoi souffres-tu ? D'une malédiction, tribut à payer pour grandir au sein d'une famille heureuse.

Les crises sont là pour t'éreinter, t'éprouver.

Quelle trouvaille apaisante que la culpabilité, réponse satisfaisante aux interrogations secrètes (« Seigneur, mais qu'ai-je donc fait pour mériter ça ? »), toxoplasmose, addition nécessaire, explication lumineuse qui atténue la peur, tu n'es pas comme les autres car tu as plus de chance que les autres, tu dois rançonner ta vie sans histoires par autant de mises à mort, de plongées dans les ténèbres.

L'école me conforte dans cette impression de décalage : je me mets à rechercher les êtres à part, les laissés-pour-compte, ceux qui sont désaxés pour des raisons personnelles. A ceux-là j'apporte une affection maladroite et empressée qui ressemble à de la pitié dangereuse, malsaine et nocive.

Je reste brillante en français, seul domaine où l'imagination continue à fonctionner. Mon amie de cœur est la première de la classe, une petite névrosée qui s'effondre en larmes dès qu'elle n'obtient pas 20 sur 20 et se ronge les ongles au sang. Parfois, je me permets une féroce ironie, lui suggérant d'échanger nos notes.

Ses parents me paraissent complètement idiots, bourgeois obsédés par les bons résultats et les conventions qui voient d'un fort mauvais œil l'amitié de leur fille avec la zombie que je suis devenue. Mon exaltation romanesque, mes joies décuplées leur font lever le sourcil. Nous portons toutes deux le même prénom. Je l'envie pour ses bonnes notes et parce qu'elle est douée en gymnastique tandis que je me trouve raide et maladroite.

Dans la cour, j'essaie sans succès de l'entraîner dans le monde imaginaire :

— Alors on ferait semblant d'être la nuit. On habite sur une île, on croit qu'elle est déserte mais c'est faux : de l'autre côté de la forêt vivent les Indisangènes, une peuplade redoutable. Ils sont assoiffés de sang. Ils t'ont enlevée et saucissonnée à leur poteau télégraphique...

— Il n'y a pas de poteau télégraphique sur un petit îlot et on ne dit pas indisangènes mais indigènes.

Désespérant. Nous sommes aussi dissemblables que possible, notre amitié n'ira pas au-delà de l'entrée en sixième : elle me laissera tomber pour une autre.

Plus je grandis et plus je lis : avant que la maladie ne se déclare, j'adorais déjà lire durant des heures. Les librairies m'enchantent, je palpe les livres, les tripote avant de les emporter ; j'ai besoin de les tordre, de les abîmer, pour qu'ils soient à moi, pour qu'on ne fasse plus qu'un, le livre et moi.

Je lis beaucoup de littérature enfantine, m'envole au pays de Oui-Oui et du nain Potiron... La maison des rêves ressemble à un champignon géant et multicolore, planté au cœur d'un pays de cocagne sans maladies ni épreuves, peuplé de bébés, de princes charmants et de lutins de bois.

Les livres deviennent donc des amis indispensables, des refuges ; une journée sans eux semble une journée de perdue.

« La-petite-cicatrice-qui-bouge-dans-ma-tête » provoque une hantise de ne pas mémoriser durablement les choses : outre la panoplie des Oui-Oui et des Club des Cinq, je prends l'habitude de consulter sans cesse le grand Larousse. Après une crise, je ne sais même plus mon prénom... Il faut remonter le temps et se reconstruire. Aussi, à partir de huit-neuf ans, je regarde régulièrement le sens des mots dans le dictionnaire. J'ai d'ailleurs inventé un jeu : j'ouvre la page au hasard. Je tombe, par exemple, sur Marie Tudor. Dans le dico, on l'appelle « Marie la Sanglante »... Je rebondis ensuite sur son père Henri VIII, et ainsi de suite. Le dictionnaire me rassure : il me donne la certitude que tous les mots ont un sens précis (en contraste avec le flou des diagnostics médicaux) et constitue aussi un trampoline magique pour faire des pirouettes à travers les siècles.

A force d'emmagasiner des définitions et des noms propres, je finis par enregistrer de bonnes notions d'histoire-géographie. C'est encourageant ; papa prétend même que je suis devenue imbattable en capitales du monde entier. Pour me mettre en valeur à table, lorsqu'il y a des oncles et des tantes, il lance :

— Quelle est la capitale de l'Equateur ?

Alors que l'invité se demande parfois comment répondre, une petite voix flûtée souffle :

— Quito.

Et papa de se fendre d'un sourire épanoui.

La vie s'écoule à présent dans une scolarité hachée par les malaises mensuels. Entre deux siestes sur le pupitre, j'émerge pour le cours de français. Je ne sais pas ce que je déteste le plus : la maladie elle-même ou son traitement barbare ; j'ai l'impression que le Gardénal me réduit à l'état de loque. Je rêve, je dors.

— Comment vas-tu ce matin, Lili ?

— Bien, maman.

— Tu as l'air un peu fatiguée...

— Mais non !

Oui, je suis claquée, non, je ne te le dirai pas – tu vas

t'inquiéter –, oui, j'ai horreur de te causer le moindre souci, non, je ne suis pas malheureuse, oui, je me sens bizarre, oui, aujourd'hui, j'ai bien besoin de repos car le danger rôde...

Non, je ne te l'avouerai pas.

Allez, à l'école, debout, mollassonne !

Sur le chemin, je rencontre Elisabeth, une fille de la classe. J'aime bien parler aux autres, je ne suis pas très timide, et puis, cela me permet d'oublier : plus je communique et plus j'arrive à négliger la peur de me sentir partir. Elisabeth me raconte que son chien a mordu le voisin. Il faut l'écouter, n'est-ce pas ? Concentre-toi, seule façon de sauver la face, de rester éveillée... Les alertes arrivent, les cris d'alarme : « Allez, viens, viens, lâche-toi, lâche-la, meurs un petit coup, ce n'est rien, rejoins-moi, murmure le monstre souterrain, il est si tentant de se laisser emporter vers le néant... »

Je trottine aux côtés d'Elisabeth, obnubilée par le problème du chien, bien décidée à ne pas lâcher le fil des pensées, cramponnée à la vision de son affreux berger allemand, véritable danger public qui terrorise le quartier.

Ouf ! La sombre perspective de la crise disparaît.

La cloche de l'école sonne. Rentrons dans le rang.

1975, j'ai dix ans : les parents déménagent, nous quittons « l'appartement du malheur » pour nous installer une cinquantaine de mètres plus loin dans un nouvel immeuble. Le choix des papiers muraux a été décidé par maman avec notre collaboration pour nos chambres. Chacune des deux aînées va avoir la sienne, ce qui me ravit et m'ennuie à la fois : posséder un espace à moi représente un luxe auquel je suis sensible, mais ne plus avoir ma petite sœur Laurence comme gardienne de mes nuits me pose presque un cas de conscience. J'ai des difficultés d'endormissement, pas question de me coucher sans veilleuse, la nuit pour moi, c'est le danger, la folie, la mort, elle m'inquiète, j'appelle le sommeil tout en le redoutant.

J'ai peur de m'abandonner.

Je reste des heures entières dans l'obscurité de la chambre, jambes repliées sur elles-mêmes, à guetter l'instant où je sombrerai, immobile, tendue et résignée. Alors, pour passer le temps et éviter l'ennui, je m'invente un tas d'histoires (un jour, il sera une fois...).

La veilleuse déforme la chambre, la porte entrouverte se pare du mystère de l'inconnu, un géant grimaçant et visqueux s'infiltre dans la pièce, doigts recourbés, yeux écarquillés, rictus sinistre, lentement il s'approche pour m'étrangler, non ! ! ! Non, va-t'en, hors d'ici, sale bête ! Je me cache sous les couvertures pour fabriquer des antidotes aux peurs, une fée surgit et me donne des pouvoirs secrets, je m'envole, échappe au monstre de justesse ! Ça y est, il a disparu. Je réintègre le lit.

Un lit, c'est fait pour dormir.

Rien à faire, je me sens en pleine forme ; catastrophe, demain je n'aurai pas visage humain, vais encore m'effondrer à l'école, regarder le tableau noir d'un air idiot et me faire gronder par la maîtresse, pleurer de rage dans ma tête.

Bon. Il sera une fois... Je rencontrerai dans un no man's land – non, pas un no man's land, un man's land lumineux –, je rencontrerai l'homme qui m'aimera. Etre une enfant m'insupporte. Je serai une grande amoureuse, et je guérirai. Je mitonne le scénario de la rencontre jusque dans les moindres détails, allant jusqu'à rectifier mentalement les poignées de porte. Je décharge dans ces histoires d'amour toute mon ardeur de gamine rêveuse, je bâtis des forteresses indéfiniment fignolées, refuges d'amour, refus de sombrer dans l'inconscient.

Car je sais ce qui va immanquablement se passer lorsque le sommeil me prendra : le même cauchemar revient en boucle lancinante toutes les nuits, vision terne, grise et déprimante.

Je suis dans ma chambre. Je travaille... C'est la guerre, je le sens. C'est la guerre mais je ne la vois pas. Je cours l'annoncer aux parents :

— C'est la guerre !

— La guerre ?

Ils me regardent d'un air éberlué.

— Mais non ! Arrête de raconter des sottises.

— Si, si, je vous le jure, c'est la guerre.

La famille se moque de moi mais je sais que c'est la guerre, je sais que je vais mourir, je sais que nous allons tous mourir.

— Je vous jure que c'est vrai, c'est la guerre !

— Espèce d'idiote ! Cesse de regarder la télévision, ça te remettra les idées en place.

Dans les cauchemars, tout le monde ricane, se déteste, parle sèchement...

Je retourne dans ma chambre, et, brusquement, la fenêtre éclate sous une rafale de mitraillettes.

Réveil en sueur.

Ce n'était qu'un mauvais rêve, je suis vivante.

Je tremble dans le lit, me blottis sous les couvertures.

— Valérie, c'est l'heure, réveille-toi ! Allez, dépêche-toi ! Viens prendre ton petit déjeuner.

Visage bouffi de sommeil – de sombres pensées –, je me traîne jusqu'à la table de la cuisine pour y avaler un lait chocolaté et chipoter deux tartines.

— Prends tes remèdes. Et mange, voyons !

— Oui, maman (saletés de drogues, cochonneries obligatoires...).

Cheveux en bataille, uniforme bleu marine qui me rend encore plus livide qu'au naturel, cartable sur le dos, je suis enfin prête, harnachée pour le boulot.

Le trajet jusqu'à l'école n'est pas très long, mais je dois m'arrêter souvent pour vomir le petit déjeuner. Impossible en effet de garder toute forme de nourriture avant midi, j'arrive à l'école l'estomac de travers, l'haleine aigre et la mine de papier mâché.

L'année scolaire se clôt, les grandes vacances se profilent à l'horizon, elles prennent une dimension paradisiaque, elles apportent la paix : je n'ai jamais de « malaise » en vacances !

Tous les étés se ressemblent et nous les passons, mes

parents, mes deux sœurs, mon frère et moi, dans une belle propriété de famille près de La Baule, en vase clos, une bulle remplie de cousins, d'oncles et de tantes, régie d'une main de fer par l'Aïeule.

Je plains les parents car à chaque voyage c'est le même cérémonial : ma sœur Marguerite vomit sur la tête de papa et les arrêts pipi se multiplient, entrecoupés de « Papa-c'est-quand-est-ce-qu'on-arrive » claironnés depuis Chartres jusqu'à Nantes. Nous avons deux cassettes : l'une choisie par ma sœur Laurence, l'autre par moi ; j'ai voulu plaire aux Grands – fatale manie – et ai jeté mon dévolu sur « La Petite Musique de Nuit ». Ça manque d'originalité : je sens que, bien loin de mettre de l'ambiance, elle endort tout le monde – y compris le conducteur. Lolo a opté pour les Beatles et « Let it Be », prouvant du haut de ses sept ans qu'elle se démarque déjà des autres et qu'elle aura par la suite un excellent goût musical.

Le premier qui aperçoit la mer a gagné. Gagné quoi ? Il a juste gagné. Nous lorgnons tous avec excitation la ligne de l'horizon. Enfin la pancarte annonce le village de Saint-Marc. Nous dépassons l'Hôtel de la Plage, parcourons, émerveillés, le panorama qui s'offre à nous, et bientôt les lourdes barrières de la propriété sont en vue. La voiture s'enfonce doucement dans l'allée de chênes verts, remontant jusqu'au perron où nous attendent comme à l'accoutumée, minuscules et frêles mais indestructibles, mon grand-oncle et son épouse. Ils sont nés à la fin du siècle précédent et n'ont plus d'âge pour les enfants que nous sommes. En fait, ils ont quatre-vingt-quinze et quatre-vingt-quatorze ans. Ils viennent de fêter leurs soixante-dix ans de mariage.

Oncle Aston (il s'appelle Gaston) sort tout droit d'une pièce de Labiche avec sa barbe blanche bien taillée, ses yeux bleus malicieux et sa petite taille (moins d'un mètre soixante) qui ne semble nullement l'embarrasser. Il a une allure folle, rescapée du début du siècle : pantalon de flanelle, bretelles énormes, cravate assortie à la couleur de ses yeux et panama crème. Ses lèvres, à la carnation très rouge, sourient souvent et apportent une note de sensualité joyeuse sur son visage.

Aston aime une chose plus que toutes les autres : la mer. Avec ses frères, il a été champion olympique de régate en 1912 (1912 ! Autant dire les Mérovingiens pour nous). Son dernier bateau s'appelle *Javotte*. Nous avons le droit de monter à quai sur son embarcation, amarrée au Croisic. Je garde des photos des parents et d'Aston à Belle-Île, Aston buvant au goulot sa bouteille de bordeaux. Le temps n'a aucune prise sur Aston, les modes glissent sur lui, magnifiant son anachronisme.

Mayon (mon arrière-grand-tante se prénomme Madeleine) représente sa moitié idéale. Minuscule, aussi menue que lui, elle en impose par son autorité et son intelligence. Elle est le pivot, l'âme de la villa Lourmand et des vacances, une femme dont l'emprise sur les êtres et les choses semble indiscutable.

Ses cheveux, blancs et crémeux, restent sa principale source de beauté. Elle les coiffe en lourd chignon, mais lorsque je viens la réveiller le matin, ils lui tombent jusqu'au bas des reins. Elle aime les fleurs, les dahlias et les glaïeuls, adore faire le marché où elle est source de terreur pour les commerçants avec sa manie d'enfoncer le pouce dans le camembert ou les pêches pour tester leur moelleux. Elle nous distribue des berlingots nantais (surtout à moi, la préférée), triche à la bataille pour me faire gagner.

Les vacances à Saint-Marc se déroulent dans le microcosme de la villa, du parc, et de ce que l'on surnomme « le Blockhaus ». Nous composons une famille immense, divisée en espèces et sous-espèces, chouchous et tolérés. Mayon a l'affection sélective. Les chouchous vivent dans la villa – si tant est que l'on puisse appeler cette énorme maison une villa. C'est une solide construction de la fin du XIX^e^, composée d'un corps central flanqué de deux tours carrées, recouverte d'un crépi jaune et coiffée d'ardoises. De grandes portes-fenêtres donnent sur la terrasse d'où l'on contemple l'Océan en contrebas.

Les tolérés vivent au « Blockhaus », un vestige de l'occupation allemande qui avait réquisitionné la propriété durant la dernière guerre. Une véritable caserne en béton, gigantesque et monstrueuse, noyée dans une forêt de chênes-lièges et de lierre, les pièces s'ordonnant autour d'un patio central et d'une tour de contrôle. La sœur de ma grand-mère et son mari y accueillent leur innombrable progéniture. Ils ont eu douze enfants qui se sont reproduits à toute allure... Ma tante se démène comme elle peut au milieu d'une marmaille qui lui échappe un peu plus en nombre à chaque nouvelle période de vacances.

J'oublie la maladie, je n'y pense pas, bien décidée à m'amuser et à profiter de la liberté qu'on m'y octroie, la liberté de jouer et de me disputer avec les nombreux cousins et cousines.

Les jours passent. Pas de crise. Jamais de crises en vacances, des disputes sauvages, des courses éperdues sur le sable, des amours enfantines avec les cousins, des cabanes dans les arbres, des trahisons de cousines, des méchancetés, des rires, la vie.

Les vacances, les grandes vacances... Les vacances qui m'apportent désormais le bonheur, la joie d'une vie « comme avant ». Les vacances que je passe sans malaises. Les vacances ou la liberté de vivre sans repères...

Le temps s'est arrêté à la fin des années cinquante ; le village et le parc de la propriété ont d'ailleurs servi de cadre au film de Jacques Tati *Les Vacances de Monsieur Hulot* et on ressent encore l'atmosphère, la poésie, la mélancolie et le comique de certaines situations. La moitié de la famille s'était d'ailleurs retrouvée figurant dans le film, tandis que Mayon poussait les hauts cris contre les techniciens qui saccageaient le potager.

Pourtant, c'est toujours un film qui me déçoit tant le monde de mon enfance me paraît plus lumineux, plus drôle, plus concret.

La confrérie des cousins se compose des grands, des moyens et des petits. Les grands – quinze-vingt ans – fument, font du bateau, de vrais physiques de Bretons, traits taillés à la serpe, regards clairs et yeux bridés. Les grandes cousines sont tout bonnement superbes, les Nantaises de la chanson aux sourires lumineux et ravageurs. Mais je suis obnubilée par le sexe masculin, elles m'importent peu. Leur vie ne m'intéresse pas. Parfois les grands se marient avec une météorite de leur espèce et se mettent alors à procréer comme des fous.

Les moyens, dont je fais partie avec Laurence, se situent dans la tranche des sept-treize ans. Un intermède avant l'adolescence qui varie selon la précocité de chacun.

En compagnie de nos cousins, nous inventons des tas de romans, nous nous battons avec fureur, la jalousie et la mesquinerie font partie intégrante de nos relations. Notre joker à Lolo et à moi est bien sûr Mayon et ses bonbons, Mayon et ses nombreux cadeaux que nous sommes sommées de partager pour avoir l'insigne honneur de jouer avec « ceux du Blockhaus ».

Ceux du Blockhaus possèdent un pouvoir qu'ils distillent au compte-gouttes : ils sont si nombreux qu'ils se suffisent à eux-mêmes, aussi le prix à payer pour appartenir à leur groupe est-il plus ou moins chèrement monnayé. Avec le recul, je ressens la chose de façon plus précise, mais même enfants nous percevions les antipathies et les amertumes avec beaucoup d'acuité.

Les bébés – de zéro à six ans – incluent ma plus jeune sœur Marguerite et mon petit frère Thibaud. Ils n'ont pas d'autres fonctions que celle de s'intégrer au décor, ce dont ils s'acquittent gracieusement. Nous les snobons un peu. Marguerite est aussi belle que son prénom, petite princesse aux longs cheveux frisés, au nez légèrement busqué, à l'ovale de visage parfait. L'anti-peste par excellence, joyeuse, sans rancune. Thibaud la suit pas à pas, il s'accroche à sa planche de salut du haut de ses deux ans. Je suis très fière d'avoir été bombardée marraine de mon jeune frère, cela me donne une responsabilité qui me gonfle d'orgueil. Je lui achète plein de cadeaux : il me remercie en souriant de toutes ses fossettes.

Le village possède trois boulangeries que nous pillons littéralement, dépensant des fortunes en Carambars, Car-en-Sac, Roudoudous et Malabars, véritable mémoire gustative de cette époque.

En dehors de nos messes basses, de nos baignades et de nos cabanes dans les arbres, nous sommes happés par la vie de Saint-Marc, dûment orchestrée par notre arrière-grand-tante.

Après une année passée à végéter comme une décérébrée sur les bancs de l'école, je suis prise d'une véritable frénésie de grand air, d'une boulimie d'action et de témérité, j'en profite pour braver les interdictions – baignade dans l'Océan déchaîné qui me vaut une belle correction. Je me sens ivre de vie. Miracle, ces vacances, comme toutes les vacances, semblent épargnées par la malédiction.

Je me cache pour grimper aux arbres et y passer des heures sur la branche la plus haute à narguer la terre : je suis normale ! ! !

Garçon manqué au visage affublé d'un nez en bec d'oiseau, je n'ai pas peur du vertige, je grimpe toujours plus loin, m'accroche aux branches pour rejoindre le ciel et jouis de la liberté : je suis normale, j'ai envie de le hurler à l'Océan, à la terre, aux mouettes.

Je me couche contre l'écorce, sens palpiter le soulagement et le bonheur de vivre comme les autres, sans danger. Je le brave, pour mieux savourer l'enivrement de ces guérisons ponctuelles.

Le statut de préférée me procure des joies et des peines. Ma suprématie, grâce à l'histoire récente de la maladie, ne rencontre plus aucun rival : je suis devenue chouchoute numéro un, la perle des nièces, l'idole des personnes âgées (on peut déverser sur moi des tombereaux de maternité inassouvie sans aucun remords), cumulant une rassurante petite nature organique et une bonne capacité d'écoute. Mayon, les grands-mères, tout le monde a frémi pour moi. Les personnes âgées deviennent des anges tutélaires. Elles le resteront pour la vie.

Derniers jours de vacances, heure sacro-sainte du rassemblement de l'apéritif sur la pelouse, à côté de la cabane à vélos, un endroit exactement équidistant entre le Blockhaus et le Château. Il fait beau et chaud, les femmes sont en mini-robe, les hommes en chemise et pantalon de coton.

La famille se fond dans un élan un peu superficiel. Chaises en osier disséminées ici et là. Ebauches de conversations, rires, les aïeux sont très entourés. Les plus jeunes papillonnent autour de la table pour obtenir du jus d'orange.

Soudain, je la sens qui rôde, cette force tapie au fond de moi. L'atmosphère m'oppresse, étouffante dans un crescendo d'angoisse. Les sens s'aiguisent, je suis envahie par des réminiscences qui n'ont pas lieu d'être, tout s'accélère, le rythme cardiaque, je me mets à respirer fort, prolifération d'instantanés du passé, on me regarde, horreur, mes mains, mes doigts, au secours, j'ai envie de ramper, les facultés tactiles sont monstrueusement décuplées... Fin des vacances... Sursauts, losanges de souvenirs... Fin des vacances... Demain le départ... Départ de quoi, départ pour quoi... Les autres... Pas devant les autres, non, pas devant les autres... Pas devant les autres... L'Océan... Bruit des vagues... Famille souriante... Rugissement des vagues... Famille souriante, monde qui disparaît... Falaise toute proche, fracas... Je m'enfuis du bonheur... Famille souriante... Famille grimaçante... Ce sont des monstres... Je suis un monstre... Je suis folle... Au secours ! « Allez, vas-y, viens, rien ne va plus, rejoins-moi, vas-y, succombe », murmure la malédiction... Les veines vont exploser sous la tension... Le cerveau ne peut résister longtemps... La famille... Des pantins désarticulés s'agitant sans relâche... Cerveau qui, dans une gigue discordante, démultiplie les images, les jette pêle-mêle devant mes yeux horrifiés... Je n'y résisterai pas... Partons, partons... sombrons... Encore une seconde de conscience... Demi-millième de seconde qui ne signifie rien... L'espace-temps a volé en éclats... La mort m'a prise, elle a gagné, elle m'enveloppe, enveloppe qui... qui... Fin des autres... Fin de moi... Je n'existe plus... Ultime sensation de dérision de l'existence...

Partie.

Retour au monde, allongée sur un canapé du salon. J'ai mal à la tête. Immense tristesse. C'est l'instant de la bataille pour la mémoire ; c'est terrible, j'ai échoué à rester normale, j'ai perdu contre moi-même, le cerveau m'a une fois de plus trahie, que s'est-il passé et qui sont ces gens qui m'entourent, quel est donc mon nom... Ma seule misérable certitude se résume à un constat : j'ai eu une crise. Pour le reste, je ne sais plus rien. Je suis anéantie. Lentement, patiemment, on me répète mon identité. J'en récupère quelques lambeaux, ma mère me réinsère doucement dans mon cadre de vie, personne par la suite ne le fera avec autant de gentillesse et d'absence de gêne. S'entremêlent des sentiments de mortification et de désespoir. Je remonte péniblement la pente, retrouve le fil conducteur, les neurones se remettent en place, cahin-caha. Impression de honte, jamais je n'oserai poser le pied dehors. On va me regarder (et effectivement on le fera) avec un mélange de pitié et de commisération ; le spectacle a dû être pénible, pourquoi dois-je leur montrer tout ça, pourquoi cela m'arrive-t-il toujours au milieu de la foule ?

# 3

Je n'ai jamais aimé le dimanche, jour redoutable du repos, du délassement, de l'abandon.

Papa fait une sieste, maman écoute de la musique, les frère et sœurs jouent, je tourne en rond sans but, sans projet.

Plantée au milieu du salon, Laurence esquisse une arabesque.

Qu'elle est gracieuse, comme elle semble légère... Les petits se disputent, je me sens désœuvrée.

L'étrange torpeur s'empare de moi, je la connais bien, la petite musique de l'angoisse qui s'infiltre, ineffable...

La boule jaillit du cœur, se déplace entre les côtes, remonte vers l'œsophage et m'étrangle la glotte, mouvante, inattendue, impalpable, la voilà qui se localise dans l'épaule, l'avant-bras, les mains, le bout des doigts... La respiration s'alourdit.

Un dimanche gris d'automne, le ciel est bas et bruineux, je regarde par la fenêtre et me demande comment occuper cette journée. Je n'aime ni les dimanches ni l'obscurité diurne de novembre. Nous allons bientôt partir assister à la messe, et après la messe nous irons déjeuner chez nos grands-parents. Ce rituel nous berce, douce certitude d'une journée qui se répète inlassablement de semaine en semaine, m'entraînant dans la vision d'un quotidien immuable, monotonie heureuse qui ne doit jamais être troublée par une note imprévue.

Les dimanches sont invariablement rythmés par ces deux étapes. Les parents se préparent pour partir à l'église.

Maman nous peigne, tente d'aplatir l'épi de mes cheveux en bataille, tresse la lourde natte de Laurence. Je la regarde à la dérobée ; comme je l'envie de posséder cette longue crinière brune. Maman m'a toujours coupé les cheveux au carré pour cacher, dit-elle, mes grandes oreilles – lutin mal fini dont on dissimule certains défauts, pensais-je en mon for intérieur.

Laurence et moi sommes très différentes au physique comme au mental : un an nous sépare mais je parais plus âgée que mes dix ans, je suis plus maigre et plus grande qu'elle. Laurence se déplace comme une acrobate, avec souplesse, tresse foncée qui lui bat les reins tel un joyeux métronome lorsqu'elle court sur les trottoirs ; son petit nez criblé de taches de rousseur se plisse joliment sous l'effet de la colère ou de la joie.

Nous suivons nos parents vers la paroisse qui se situe à deux pâtés de maisons de notre immeuble ; je marche à côté de Lolo lorsque l'angoisse m'emprisonne à nouveau brutalement, tournoie, déploie sa sombre cape à mesure que nous approchons de l'église, mélopée oppressante, fado interne et insidieux qui retentit dans mon crâne sans raison apparente ; voici la rue du Château, encore et toujours le carrefour de la rue de l'Est que nous allons prendre à gauche... à gauche, comme d'habitude... rituel... Pourquoi suis-je abattue... abattue sans raison apparente... La marche vers l'église ressemble à celle de la semaine dernière... inexorable... Inquiétant... Pourquoi est-ce inquiétant ? Instant qui se confond avec des milliers d'instants, je me souviens d'autres instants semblables à celui-là, la mémoire flanche et bricole ses réminiscences en accéléré... Où suis-je ? Maintenant se mélange à la semaine dernière, mon âge m'échappe pour se transformer en succession de présents mal définis, fil ténu de la durée qui se met à vibrer... Maintenant... Avant... Ces mots ne veulent rien dire, s'entrechoquent, s'entremêlent, valse du temps qui s'accélère dans un tourbillon sourd ; une feuille de platane vient mourir à mes pieds, je la contemple comme un signe de l'inéluctable : la crise va s'abattre bientôt. Quand ? Je ne sais pas. Aujourd'hui, sans doute. Mais aujourd'hui ne veut rien dire...

Nous entrons dans l'église. Poumons en accordéon, je fixe le prêtre, respiration haletante, dévastée intérieurement. Le monde me lâche. Ne pas douter. Le prêtre ne doute pas, il lève ses bras ; je me repose, buvant ses paroles d'éternité, trouvant un réconfort fugace à ses certitudes que je peine secrètement à éprouver, il atténue les vertiges de derviche tourneur, le corps s'apaise sous les inflexions sereines de sa voix distillant des messages de paix.

Assise bien droite sur la chaise de l'église, je me laisse diluer dans l'assemblée qui psalmodie des canons soporifiques. Pourquoi les chants modernes de cette paroisse sont-ils si laids ? A l'exception du *Notre Père* de Rimski-Korsakov, ils invitent plus la foule à l'endormissement qu'à la ferveur. Machinalement, je les murmure au ralenti. A défaut d'être envoûtants ils me rassurent par leur pauvreté mélodique et leur douceur. La crise a suspendu son vol le temps de l'homélie.

Les cloches sonnent le finale de cette heure de répit, heure de victoire sur la peur ; les parents s'attardent sur le parvis pavé de larges dalles grises pour dire bonjour aux voisins. Pendant ce temps, les enfants se sont rassemblés pour organiser un concours de saut en hauteur sur le muret de la sacristie.

Les parents nous appellent : nous devons aller déjeuner chez les grands-parents.

Je suis la troupe jusqu'à la voiture... comme chaque dimanche... immuables règles de vie... Les déjeuners du dimanche... poulet et pommes de terres sautées... Chaque fois le même menu... Nous nous entassons dans la voiture... comme la semaine dernière et la semaine d'avant... J'ai la place derrière le conducteur... Toujours... La semaine dernière, c'était pareil... Je me souviens, je me souviens du jour où c'était pareil... Mémoire qui afflue en rafales... Je me souviens d'un moment dans le temps... Scène déjà vécue... famille, rituel... je l'ai vécu... Mais quand, quand... Les autres sont sages... Papa commence son créneau... regarde sa main sur le levier de vitesse qui enclenche la crise... Ils sont normaux, je ne le suis pas... sternum ligoté par le danger... chacun sa place... place de voiture... assise derrière le conducteur... la place... glisse... tombe... quelle est ma place... Statues... nous sommes des statues... Je suis une statue dont le cœur va exploser... La vie s'en va... statue qui perd un bras... une jambe... Statue qui va perdre la tête... statue qui perd la tête... Accélération démentielle... Voiture arrêtée... Laurence me regarde... Elle a compris... Elle parle, je l'entends mal... « Papa, arrête-toi, je crois que Lili ne va pas bien »... Papa se retourne brusquement... Son sourcil relevé en accent circonflexe affolé... Visage de maman plus calme... résigné... attentif... Je suis cinglée... Maman comprend que c'est le moment... Vol plané au bord de la nuit.

Au revoir.

Je suis entrée dans la crise, dans le noir des minutes d'inconscience.

A quoi pense la petite fille aux yeux blancs et aux gestes saccadés ?

Elle crie : « Non ! Non ! »

Panique dans la voiture, je hurle, possédée par la peur, dépossédée de moi-même.

J'ouvre brutalement la porte et m'élance en courant sur la chaussée, titubante, le visage caché entre les bras. Besoin de fuir, je me bats contre un monstre, foudroyée par l'orage interne, contractée, convulsée, entrée dans la danse folle des neurones survoltés, bras qui se lèvent et retombent en cadence, tête basculant en arrière, la crise se limite aux membres supérieurs, visage tordu, mâchoire à la limite du décrochement, monde que je ne perçois plus, emprisonnée par le poulpe intérieur qui me fouette le crâne, me ravage, frappe sans relâche, béance, manège déréglé, roulis.

Papa et maman crient : « Reviens ! » Je suis sourde.

Ils me rattrapent et m'enlacent. Je suis aveugle. Serrée dans leurs bras, les tremblements s'atténuent.

J'ouvre les yeux... suis fatiguée... reviens lentement à la vie sous leur regard bouleversé. Où sommes-nous ? Quelle heure est-il ?

Après l'inconscience arrive l'heure de la migraine, de la réalité progressive de l'existence qui s'accompagne de secondes de honte, séquelles sanglantes de la crise.

Je sors pas à pas de l'antre, l'aquarium noir de la tempête.

— Quel jour sommes-nous ?

— Dimanche.

C'est quoi, un dimanche ?

Ne me regardez pas, ne me regardez plus, remontons dans la voiture, allumez la radio, ne me posez plus de questions, laissez-moi en proie au mal de tête, vous n'y pouvez rien, pas de traitement de faveur, remontons dans la voiture, recommençons comme avant, partons chez nos grands-parents – je me reposerai là-bas –, ne me regardez pas, ne me regardez plus.

Trions en secret le fil des souvenirs, fabriquons le passé, le présent, retrouvons le temps.

Grand-mère ouvre la porte :

— Bonjour ! Comment allez-vous ?

— Valérie est un peu fatiguée, elle a eu un petit malaise.

Pudeur, délicatesse des parents.

Se doutent-ils de la douleur de ces instants ? Obéissent-ils au désir de minimiser la peur ? Valérie a eu un petit malaise, elle va mieux. Ils ont raison, je vais mieux, oublions ces minutes pénibles.

Principale angoisse de l'enfance : causer du souci aux parents. Ambiguïté majeure de la « toxoplasmose » : la nier ne m'apaise pas.

La greffe maléfique a pris place dans le crâne une nuit de janvier, je dois désormais vivre avec ces manifestations violentes.

Voilà, docteur, comment enfant j'ai ressenti l'épilepsie. Sans la nommer, sans connaître la vérité je l'ai vécue comme une folie passagère.

Mais reprenons le fil de ce journal de bord, vous m'obligez à replonger dans la mémoire des naufrages, Journal d'une petite fille qui chavire régulièrement.

L'avant-crise, brutale accélération des souvenirs, se double d'une menaçante sensation de perte : plus le cerveau s'affole, plus le vide s'installe. En quelque sorte j'ai l'impression dans ces cas-là de scission de la pensée : d'une part les idées affluent à grande vitesse, de l'autre elles s'accompagnent d'une progression de la présence du néant qui, au final, mangera les restes de l'imaginaire et des délires dans un ultime et terrifiant plongeon.

L'entourage familial m'apporte un grand soutien lors de l'apparition de ces crises sournoises et inattendues : mes deux sœurs, mon frère et moi nous formons une bonne équipe, une bonne fratrie, une sororité qui se cimentera au fil des années.

L'une des personnes qui comptent beaucoup est ma grand-mère maternelle qui m'a encouragée tout au long de l'enfance.

Mimi ne me considère jamais comme une enfant malade ou affaiblie. Avec elle comme en compagnie de mes frère et sœurs, je reste indemne. Avec elle, je me sens rassurée. Mieux, pleine d'espoir, seuls pèsent le regard parfois anxieux des parents et le rejet de certains enfants de l'école.

Chaque vendredi, je vais dormir chez Mimi. Une vraie réjouissance.

En l'occurrence, les vendredis sont calqués sur le même canevas : j'arrive chez ma grand-mère avec un sac contenant pyjama et brosse à dents. Mimi me guette à la fenêtre de son appartement. Déjà délicieuse impression d'être attendue, fêtée. Nous dînons toutes les deux. Mimi cache toujours un sucre d'orge aux noix qu'elle a préparé. Le sucre d'orge aux noix résume à lui seul les bonheurs de mon enfance : on croque dans le caramel à belles dents pour rencontrer le moelleux de la noix, c'est écœurant et amer à la fois.

Je le déguste rituellement devant la télévision – mais télévision avec Mimi ne signifie pas passivité bovine devant l'écran. Confortablement assises sur son grand lit, noyées dans les coussins, nous regardons le feuilleton des années soixante-dix : *Arsène Lupin*. Surtout, ne pas rater le générique, avec la femme des années trente en ombre chinoise qui se balade sur la cigarette d'Arsène, et qu'il fait disparaître d'un sourire et d'une volute de fumée, la voix nonchalante et donjuanesque de Dutronc parachevant le tout. Nous nous envolons pour le Paris des Bugatti et de Bagatelle, des hommes en frac et des femmes fardées ; Descrières a parfois belle allure avec son écharpe blanche négligemment étalée sur sa veste de smoking...

Après *Arsène Lupin*, Mimi m'autorise à veiller plus tard que de coutume pour découvrir le « Cinéma de Minuit ». La volupté absolue. Un éblouissement. Les acteurs glamour, le scope couleur ou noir et blanc, les scénarios tissés au cordeau et le tempo idéal des comédies américaines des années 40-50 me transportent dans un autre univers, une galaxie complémentaire à mes chers livres. Je « vis » le ciné-club. Là-bas, de l'autre côté de l'écran, la vie se reflète telle que je la souhaite : aventureuse et civilisée.

Lumières éteintes, je plonge dans Lang, Cukor ou Preminger, Kirk, Carné, Guitry, Renoir, Minnelli...

L'identification est totale, l'abandon, délicieux, contrebalance l'horreur que représente habituellement ce mot chargé de mort et de désarroi.

Je pars dans le film parfait, dans ce que la vie doit receler de beauté, de cruauté, d'émerveillement et d'abîmes. Sensualité en noir et blanc de Madame Muir et son fantôme, triomphe du rêve sur la réalité, de ce qui aurait pu être sur ce qui a été.

Je deviens une enfant « démodée », droguée aux neuroleptiques et au cinéma hollywoodien, érigeant Gary

Cooper, Stewart Granger, Gene Tierney ou Ava Gardner en icônes.

L'univers se pare de visages de porcelaine, de robes taillées à même la peau, entre mélo et film noir.

Les films deviennent un rempart au désordre intérieur et aux nombreux complexes physiques ou mentaux.

Plus les crises se multiplient et plus les rêves s'enrichissent d'élaborations quasi maniaques d'un monde d'adultes, unique réponse supportable à la tristesse des amnésies.

Quand je serai grande...

Je crois au monde des adultes à défaut de m'insérer convenablement dans celui des enfants.

Je me fais mon cinéma, contribuant à mon isolement.

Dans la cour de récréation, je mets secrètement en scène des synopsis, fignolant l'action jusque dans les moindres détails, chipant à qui son rouge à lèvres et sa chevelure, à qui sa taille de guêpe et son visage de chat, échangeant Newman contre Cooper lors de castings imaginaires. Grâce à ces voyages, la solitude me pèse un peu moins – pourtant, j'aurais tant voulu appartenir à une bande ! Au lieu de quoi je traîne lugubrement dans un coin du préau. Lorsque je ne rôde pas à la recherche d'une camarade, je m'installe face au mur de l'école, laissant se dérouler sur le béton les aventures de films de cape et d'épée, des comédies musicales.

Je dois devenir actrice. La sensibilité l'ordonne, la maladie et son cortège de sensations percutantes et douloureuses ont fait de moi la proie rêvée du monde des faux-semblants.

Recroquevillée dans la caverne des fantasmes, je m'enfuis vers des images baroques qui contrent les désespoirs, les dangers du réel.

Ecole, cours d'algèbre. Effort pour suivre le raisonnement de la maîtresse. Effort surhumain. Le corps se raidit, lutte contre la tentation interne du moelleux monde imaginaire qui s'infiltre doucement, rompant lentement les dernières digues de l'écoute.

J'ai élu domicile dans les nuages de blé aux coquelicots.

L'image de l'institutrice s'estompe doucement, se trouble, se fragmente, s'évapore dans le rêve, rêve autrement plus séduisant que la salle de classe.

— Euh (bulles de savon, manteau bariolé, violon, nuages, nuées, légèreté, scintillement)...

Décharge électrique, sursaut, décalage horaire.

L'institutrice me fixe à présent de son regard mécontent.

A présent...

Temps divisé, éclaté, dédoublé.

Matraquée par cette désagréable irruption du réel je me cramponne à la lecture du tableau noir sans comprendre... les chiffres tourbillonnent devant les yeux, hiéroglyphes incompréhensibles.

— Euh...

— Valérie ! Tu me copieras vingt fois : « Je ne dois pas rêver en classe. »

Brutale dégringolade.

Je dois devenir actrice. La sensibilité l'ordonne, je glisse constamment dans la peau de multiples personnages, fée un jour, sorcière le lendemain, gitane, monstre, amoureuse, chat, chien, reine, aventurière...

Lorsque je suis seule dans ma chambre, je m'enferme à clé, à la fureur de l'entourage qui n'aime pas ces façons de se claquemurer, mets en marche un magnétophone et crée des feuilletons, des scénarios dangereux. Toutes les peurs se libèrent dans une danse imaginaire oscillant entre meurtrissures et triomphes ; j'échappe à mille morts dans une course échevelée vers le succès et la sérénité, errant au bord du gouffre sans jamais m'y précipiter, survivant à toutes les souffrances.

C'est mon secret. Je change d'univers, de voix et d'apparence, pas de racines, peu de repères, changer de peau puisque la mienne se désagrège régulièrement...

Je dois devenir actrice

La classe de septième m'accorde un court triomphe dans cette voie passionnante où La Fontaine apporte l'instant de gloire sur un plateau d'argent. Mettez-vous à ma place : noyée dans la masse des écoliers, incapable de me distinguer par quelque action que ce soit, plongée dans un état second dû à l'absorption de neuroleptiques qui m'assomment ou me dopent selon l'heure. Peu d'amis, trop de songes.

L'épreuve de la récitation représente un tremplin à toutes les possibilités, une santé aléatoire ayant renoncé à faire de moi une enfant équilibrée, je vais leur offrir des feux d'artifice, je vais essayer d'exercer un pouvoir. Un pouvoir – et le mot n'est pas exagéré.

La fable « La grenouille qui veut se faire aussi grosse que le bœuf » devient un exutoire à toutes les frustrations, c'est un peu pathétique d'avoir obtenu un petit succès avec cette parabole qui m'illustre alors de façon si évidente...

Je la mime de manière bouffonne et outrancière, les élèves rient tant que j'ai bien du mal à finir. J'obtiens 20 sur 20. La récréation – moment de solitude ou de barbarie – se passe sur un petit nuage, en lévitation. Grâce à ce coup d'éclat, j'ai enfin une étiquette et pas des moindres : je suis devenue une drôle de fille.

Une drôle de fille...

On me regarde. On sourit. On dit : « Elle est amusante. » J'existe. Plus besoin de demander : « Est-ce que je peux jouer avec vous ? », question à laquelle toute bande d'enfants répond par la négative. Pour la première fois j'entre sans mot de passe dans les cercles de jeu. Je me donne un mal fou pour me hisser à la hauteur de cette soudaine et inespérée popularité, il devient plus important d'être bonne à « la balle au prisonnier » qu'en mathématiques.

Invitations de petits camarades à la maison, cours de danse le mercredi (je suis complètement nulle), je rentre avec bonheur dans le rang, bien décidée à m'agripper à cette nouvelle promotion.

A quelque temps de là malheureusement, une nuit je retombe dans le coma.

Noir voyage au pays du coton qui s'achève sur la lumière indistincte du bout du tunnel, je trottine vers la vie, voix étouffée du médecin qui me parvient difficilement, je suis si fatiguée... A nouveau l'hôpital, je le sens... Maman.

Ils parlent de moi, je suis si fatiguée.

Gris foncé.

Une main. Un bras. Un crâne. Un crâne chauve. Le docteur G.

— On va lui faire une piqûre. Tenez-la.

Pas la force de protester... dans les bras du médecin... on me troue la peau pour me sauver de la ouate de la mort, les formes s'animent, costume marron de monsieur G. et blondeur maternelle penchés sur moi, penchés sur un corps inerte. Comme c'est dur de remonter à la surface du monde, les bras n'obéissent pas, prisonniers du sommeil, poids terrible des membres engourdis.

Dormir.

Silence. Le jour se lève sur la chambre d'hôpital. Je suis retournée à la case départ du jeu de l'oie de la santé défaillante. Santé qui me poignarde dans le dos sans douleur physique, corps débarrassé du cerveau. Je ne réfléchis pas. Je ne rêve plus. Je suis à l'hôpital à nouveau car j'ai failli mourir de fatigue. Maman est là. Et le temps s'allonge, s'étire. Chemise de nuit bleue. Bizarre de se souvenir aussi distinctement de menus détails comme cette chemise de nuit aux imprimés de fleurs des champs...

Soudain, ils débarquent dans la pièce :

— Ma chérie, on va te faire une petite piqûre de rien du tout. Mets ta tête contre ton oreiller...

Je crie, hurle, me débats, non, pas de ponction, vous ne le saviez pas mais je connais, c'est horrible, c'est inhumain, non, allez-vous-en, au secours !

— Maman !

Maman n'est pas là.

Ils essaient sans succès de m'immobiliser, je continue énergiquement à distribuer coups de pied et ruades. Ils parlent avec douceur, tentent de me calmer mais je ne perçois qu'un brouhaha. Je n'entends plus rien, prisonnière de la panique.

Brusquement, le ton monte, leur voix change, devient coupante, excédée :

— Ecoute, tu ne dois pas bouger car si on rate cette piqûre, tu ne pourras plus jamais marcher !

Danger. Exaspération des médecins que mon affolement traduit en menace : il faut leur obéir, sinon il vont me tuer. Traumatisée, je les laisse faire, enfouis le visage dans l'oreiller et ne bouge plus. Ils sont deux à me maintenir le dos, les épaules et les bras tandis que le troisième exécute la ponction. La longue aiguille s'enfonce dans la chair, aspirant le liquide cérébro-spinal. Miracle, ça ne fait effectivement pas mal. Je me sens bien penaude ; ils me contemplent, silencieux, le visage empourpré par l'effort, l'air revêche, et sortent enfin de la chambre d'un pas raide, me gratifiant au passage d'un ultime regard digne du dompteur qui a dressé son lionceau. Le lionceau les déteste.

Avec le recul, je comprends l'attitude des médecins qui cherchaient à tout prix à éviter le drame d'une ponction ratée, mais, sur le coup, leurs tentatives de me calmer n'arrivant pas à mon cerveau, je n'ai enregistré que la violence de la scène. J'étais une petite fille en proie à une crise de nerfs, vivant un véritable cauchemar.

La vie hospitalière me berce, monotone sans être ennuyeuse.

Mustapha a quitté sa chaise roulante ; il se dandine dans les couloirs et vient souvent dans ma chambre claironner des chansons idiotes. A quinze ans, il en fait huit. Il a des cheveux noirs tout frisés, de grands yeux veloutés et un sourire moqueur. Il est nain, son dos disparaît sous une gigantesque tache de naissance qu'il montre en riant à tout le monde. Quel soulagement de le voir plier ses bras et ses jambes normalement ; la médecine dans son cas relève de la magie et le transfigure. Mustapha est le soleil, la mascotte du service : les infirmières l'adorent, il met une telle note de bonne humeur ! Sa vivacité semble décuplée depuis qu'il peut enfin gambader à travers les étages. Lorsque je pleure, il se plante devant moi et éclate de rire. Furieuse, je lui crie alors de partir, mais il gagne souvent, il arrive à dérider n'importe qui.

Une ombre erre tristement dans les étages, une ravissante jeune fille, belle comme un Botticelli. Méningite. Elle passe sa vie en examens, muette, fixant les autres d'un regard vide et tragique. Son cerveau semble hors d'atteinte, une porte mystérieusement refermée.

Pour moi aussi les examens ont repris ; à nouveau, des électroencéphalogrammes et des dosages sanguins. La seconde électroencéphalographie se déroule correctement, c'est juste un peu long... mais je suis avertie. Le mélange de sel et d'eau dont les infirmiers se servent pour fixer les fils des électrodes sur le crâne me fascine comme la pose de bigoudis.

Pendant ce temps, à la maison, les parents sont malades d'angoisse. Laurence voit papa pleurer pour la première fois. Papa et maman ne sont pas épargnés cette année-là : outre l'annonce de la maladie de leur fille aînée, chacun d'eux a perdu son père à quelques mois d'intervalle. Lorsqu'ils me rendent visite à l'hôpital, les parents restent malgré tout souriants.

Je me laisse dorloter tout en sentant une inquiétude diffuse, confuse... Pourquoi ce contraste entre leurs regards et leurs lèvres ? Leurs expressions de visage s'annulent.

— Tout va bien, ma Lili.

Je ne suis sûre de rien, tout va bien leur sourire le proclame, leurs yeux le nient.

Je suis sage à Béclère, droguée par les doses massives de médicaments et par les piqûres qui me vampirisent ;

les douleurs de violentes céphalées ont succédé au néant confortable du cerveau défaillant.

Seule dans la chambre je me demande ce qu'est devenue la petite fille aux yeux délavés de l'ancien séjour. Est-elle... morte ?

Faites qu'elle soit guérie, faites qu'elle soit toujours vivante.

Faites que je ne meure pas.

Au bout d'une semaine, juste avant de sortir de l'hôpital, maman et moi passons une heure en compagnie du docteur G. Il recommence l'histoire de « la-petite-cicatrice-qui-bouge ».

Immobile et très intimidée, je n'arrive pas à lui faire comprendre combien son explication, bien loin de me rassurer, me terrifie.

Un peu perdue, je jette des coups d'œil à maman qui se contente de hocher respectueusement la tête et de ponctuer les indications du docteur G. de : « Mmh... Mmhh... Oui, je vois... »

Tu as bien de la chance, maman, d'y comprendre quelque chose.

A un moment donné elle tente une percée :

— Docteur, pensez-vous que Valérie pourra continuer sa scolarité facilement, avec ces médicaments et ces malaises ?

Je me fige, attendant anxieusement la réponse du médecin. Le teint naturellement sanguin du docteur G. vire au cramoisi :

— Mettez-vous dans la tête que votre fille n'est pas une poupée de chiffon.

Il empoigne son stylo – qu'il tripote toujours nerveusement :

— Votre fille, lors des crises, ne lâche pas l'objet qu'elle tient dans la main lorsqu'elle en tient un. Elle ne s'évanouit pas. Et regardez-la, elle est bien. Surtout, ne faites pas l'erreur de l'élever de manière différente.

— Bien. Je vous remercie, docteur. Mais si je vous posais cette question...

Maman tente de se refaire une image, trop tard, monsieur G. repart de plus belle dans sa diatribe antiparents :

— Je ne suis par sûr que vous compreniez, enfin, madame, ce n'est pas une toxoplasmose qui va handicaper cette petite, d'ailleurs le Gardénal donne d'excellents résultats. Contentez-vous de suivre mes indications. Bonsoir, à dans six mois. Pour le prochain rendez-vous, voyez avec ma secrétaire.

J'assiste, impuissante, à cet échange qui me trouble et me choque. Monsieur G., pourquoi avez-vous fait preuve de tant de brutalité à l'égard de ma mère ? Elle se montre si peu agressive (quant à moi n'en parlons pas, je suis un ectoplasme épuisé). Que cherchez-vous à provoquer ? Voulez-vous la rassurer ? Me rassurer ? Voulez-vous créer un climat de confiance entre le médecin et l'enfant, au détriment du parent ?

Tel est en tout cas le premier personnage de la longue cohorte des médecins que j'aurai la joie ou la tristesse de rencontrer durant ces années.

Vingt-cinq ans plus tard, je peux avouer que ces explications m'ont effondrée.

Je sors pour la deuxième fois d'Antoine-Béclère très amaigrie et complètement égarée.

Suis-je normale ? Oui, mais le cerveau se comporte bizarrement. Et cette petite cicatrice mobile, quelle horreur…

Pourquoi ces définitions – qui doivent sembler limpides aux yeux du corps médical – me paraissent-elles si compliquées ? On me ment. Ou alors je suis tellement nulle que je ne comprends rien. Oui, c'est de ma faute.

Un mois plus tard, je reprends le chemin de l'école. On augmente le Gardénal et, bon an mal an, la vie continue son cours.

# 4

En 1975, à dix ans et demi, j'entre dans la cour des grands : bienvenue en sixième, il faut à présent affronter une douzaine de professeurs, le cartable commence à peser au bas mot dix kilos.

Vas-tu y arriver, vas-tu pouvoir suivre tes camarades, ou t'abandonneras-tu à tes errances entre deux explications ?

Attention Valérie, tu ne te feras plus gronder par une maîtresse mais par différents adultes... Tu seras seule face à dix jugements. Ils seront plusieurs maintenant à te regarder d'un air énigmatique ; cache-leur le pire, défends-toi par la sagesse, sois la plus lisse possible...

Si je pouvais guérir... Si je pouvais au moins rêver en paix...

Allons, attaquons l'année pleine de bonne volonté, sourire aux lèvres sans penser aux humiliations futures, tu vas voir, rien n'est impossible, aie confiance...

— Avoir confiance ? N'y compte pas, rétorque la rivière souterraine en ricanant, je ne te lâcherai pas de sitôt.

Donner le change, paraître coûte que coûte une enfant bien dans sa peau, au moins le paraître, jouer la comédie est la seule solution. Comme le dit papa, « le premier contact est très important, il faut faire une bonne impression aux professeurs »... Pourvu que la tête ne se brise pas en mille morceaux de lune devant eux !

Premier cours de français. Le professeur monte sur l'estrade, visage dur encadré d'un casque de cheveux noirs et raides, sourire magnétique, voix onctueuse, un peu sarcastique. Son autorité semble évidente mais elle ne dégage a priori aucune chaleur, aucune passion. D'emblée elle me fait peur.

Au programme, Pagnol et sa trilogie. Nous devons apprendre par cœur un passage de *La Gloire de mon Père*. Je m'en réjouis à l'avance, sûre de réitérer l'exploit de La Fontaine. Hélas, rien ne se passe comme prévu : j'ai pourtant bien préparé mes effets et compte amuser la classe, mais Madame C. me coupe presque immédiatement, annulant les rires des élèves.

— Non – quel est votre prénom déjà ? Valérie ? Non, Valérie, cela n'est pas un passage comique, c'est un souvenir tendre de son enfance ; Pagnol ne cherche pas ici à amuser mais à communiquer l'émotion d'une réminiscence. Votre interprétation n'est pas juste.

Horreur. Malheur. Plus personne ne me regarde, les élèves opinent du chef et se rendent à son affirmation.

Fin de ma carrière théâtrale. La déconvenue se poursuit, s'intensifie avec la déclamation d'une nouvelle élève, Emmanuelle, qui récite Pagnol à la perfection, accent provençal et rythme impeccable. Et Madame C. de faire une odieuse comparaison entre nos deux visions de *La Gloire de mon Père*, à mon total discrédit. Je hais Pagnol depuis. Je me sens rentrer sous terre, espérant que personne ne décèle mon trouble et mon chagrin.

Pourquoi Emmanuelle me vole-t-elle ma petite popularité, elle qui possède tout, qui semble si jolie, si intelligente, pourquoi m'a-t-elle subtilisé ma seule heure de grâce au milieu de la débâcle scolaire ? La vie est injuste. Je sens la jalousie m'envahir comme une vague de mauvais sentiments, je l'admire et la déteste à la fois. Elle me prend tout, les rêves, les projets, jusqu'à ma stupide meilleure amie qui la suit maintenant comme un toutou.

Tu choisis Emmanuelle, vas-y, je ne te retiens pas :

elle plaira certainement bien plus à tes parents avec sa parfaite maîtrise d'elle-même et ses bonnes notes.

Emmanuelle a de longs cheveux blonds, un visage mat, des yeux en amande et des expressions d'adulte. Ses parents ont divorcé, fait encore assez exceptionnel dans nos classes ; est-ce cela qui lui donne une maturité étonnante ? Elle ne nous ressemble pas mais dégage une indépendance d'esprit liée à une autodiscipline qui la rendent très populaire, elle rallie tous les suffrages, adultes comme écolières. Je ne peux pas la supporter : j'essaie de trouver des défauts à sa carapace, je me conforte dans la certitude de sa méchanceté alors qu'au fond je sais parfaitement qu'il n'en est rien. Elle a juste le tort de briser net mes ambitions dans le seul domaine dans lequel je surnageais. Le choc est rude, la blessure se referme mal. Je ne serai pas actrice.

Tant pis.

Rêvons seule.

Une nouvelle élève prend néanmoins la place laissée vacante par Valérie. Elle s'appelle Agathe, une jolie blonde au visage doux comme une plaine. Nous devenons inséparables. Tout comme moi, Agathe adore les contes, les légendes, les épopées, les histoires d'amour. Malheureusement, elle a aussi une fâcheuse tendance à m'écraser d'une avalanche de bons sentiments dégoulinants de pitié ; je me retrouve prise à mon propre piège, le retour de manivelle en quelque sorte : elle possède une haute idée du « bonheur à apporter aux malheureux », jouant au Bon Samaritain de la même façon que moi avec les anciennes amitiés.

Je réalise ainsi combien je trouve cela horripilant...

Dans la salle de classe, au beau milieu d'un cours, il m'arrive parfois de convulser. Pas vraiment. Je reste raide, le regard fixe durant quelques minutes, les bras secoués de tremblements. Agathe se lève alors d'un bond, tel le preux chevalier à la rescousse de la faible victime, hurlant au professeur :

— Je l'emmène à l'infirmerie !

Lorsque j'émerge, je lis au fond de ses yeux noisette une attention redoublée, de la commisération qui me renvoie l'image de quelqu'un de malade.

Je ne veux pas de pitié au réveil des malaises. Je veux qu'on me fiche la paix. Dormir, dormir, ne rendre de comptes à personne. Oublier l'humiliation. Dormir. Qu'on me laisse seule. Qu'on me laisse souffrir seule. Ça pique, ça saigne, j'ai mal à la tête. Cette tête qui a explosé en une myriade de sensations morbides. Le sommeil ne veut pas venir. J'en ai pourtant besoin. J'ai trop mal, il ne veut pas venir. Calme-toi, calme toi, Valérie. Ne fais pas attention aux réactions d'Agathe. Souviens-toi du reste, de ton prénom, de ton âge. Abandonne-toi au sommeil. Abandonne-toi à quelque chose de sain. C'est fini, la tempête est passée. Tu es vivante. Ne lutte plus – de toute façon, tu as perdu.

Le regard anxieux d'Agathe dans ces cas-là me lamine nerveusement et moralement.

— Ça va ? Tu es sûre que ça va ?

— Oui, ça va. Merci. Tu peux t'en aller.

— Mais non, je vais rester encore un peu.

— Tu peux y aller, je vais dormir.

Pas merci. Pas ça va. Je verrouille l'intérieur, visage fermé. Va-t'en. Dégage, toi et ta sale pitié. Je te déteste. Et je me déteste de te détester car tu es vraiment gentille, au fond.

Les choses sont si compliquées... Pourquoi, pourquoi doit-on me voir ainsi, pourquoi dois-je faire peur ou pitié, et pourquoi cela me rend-il si malheureuse ? Amertume, fureur, dégoût, je souhaiterais devenir invisible dans ces moments de tristesse, les regards – horrifiés comme compréhensifs – me transpercent, qu'on ne s'avise pas de m'aimer dans ces moments-là, qu'on ne s'avise pas de m'aimer pour cette faiblesse, pour cette folie. L'après-crise est un moment de désarroi impartageable.

J'ai échoué, j'ai éclaté, les bras se sont raidis, les pupilles sont parties à l'intérieur des yeux les laissant blancs et sans défense. J'ai parlé, j'ai dit n'importe quoi, vous m'avez vue et maintenant je me hais. Ne me regardez pas. Ne me regarde pas. Je suis meurtrie, méchante, en sang. Qu'on me laisse lécher les plaies seule.

Toute la classe a vu l'horreur. Je ne veux pas qu'on assiste à ma renaissance. Et, surtout, je ne veux pas que tu puisses une seule seconde penser être capable d'y contribuer.

Laisse-moi me retrouver, je ne veux t'être redevable de rien.

Souris-moi lorsque je retournerai dans la classe, c'est tout.

Personne ne peut ne serait-ce qu'imaginer ce que je viens de vivre, personne ne peut le comprendre, Agathe n'a aucune idée de la violence de la tornade qui vient de me traverser la tête, sa tentative d'empathie me répugne, je la trouve absurde, indécente.

Je fusille Agathe du regard en la remerciant, instinctivement elle bat enfin en retraite...

Elle baigne littéralement dans une atmosphère catholique et, bien loin de me rallier à sa cause, elle m'écarte de la religion. Sauver les autres, peut-être, mais certainement pas à sa manière. De fait, bonnes sœurs et professeurs prennent l'habitude de se décharger sur elle dans ces cas-là, trop contents d'avoir une secouriste sous la main ; on me dit en substance qu'Agathe est très bonne pour moi, ils la confortent dans sa croyance en les bonnes actions, la responsabilisant sur un problème qui la dépasse.

Je ne suis pas dupe mais je me tais. Dans ces moments, les seules pensées qu'elle m'inspire me semblent d'une méchanceté et d'une cruauté sans pareille ; les sentiments me paraissent tellement excessifs et caricaturaux que je les camoufle, la laissant déverser ses tombereaux de compassion sans réagir.

J'ai envie de l'insulter, elle, la douce, la brillante. La jolie. La normale. Laisse-moi donc lutter seule et cesse de me plaindre, je n'ai pas besoin de toi – ni de personne car je suis l'unique malade de cette mystérieuse pathologie –, ne cherche pas à partager le désordre et la tristesse de la cervelle noyée dans son marécage, ton regard est une claque, une brûlure d'amour-propre qui me ramène à ma nullité. Je voudrais pouvoir hurler.

A onze ans, je souffre plus encore des « ma pauvre, je te plains » que des regards apeurés. Si les seconds me font de la peine, les premiers me mettent secrètement en rage.

L'apport le plus précieux d'Agathe, c'est son romantisme à toute épreuve : nous nous enfermons fréquemment dans nos chambres à l'heure du déjeuner pour élaborer des scénarios compliqués dans lesquels il est question d'hommes virils qui enlacent de pauvres créatures ravissantes et esseulées (nous). Nous faisons durer le plaisir des retrouvailles avec le sauveur.

Moi. — « Soudain (beaucoup de soudain dans ce genre de synopsis), il arrive, démasqué. Non, il a encore son masque. Mais je l'ai reconnu, alléluia, c'est lui, Gary Cooper, il me prend sur son cheval et nous galopons jusqu'à l'Auberge de la Jamaïque. »

Agathe. — « Jean est là, dans la grotte battue par les vents, il tue – non, il blesse – mon geôlier immonde, m'emporte dans son navire (nous sommes un peu snobs, pas question de XXe siècle). A la lueur des bougies, il m'embrasse. »

Autre variante : nous nous évadons de mille pièges et l'homme débarque au final non pas comme un héros, mais comme un merveilleux cadeau.

En général, fort inopportunément, nos mères nous préviennent à l'instant fatidique que l'heure de retourner à l'école a sonné.

Nous arrivons transies pour le cours de mathématiques ou d'anglais ; j'ai beaucoup de mal à réaliser qu'avec mes dix ans et demi mon corps en est encore au stade des promesses. Le tout est qu'il les tienne !

Agathe se replonge avec une grande facilité dans l'étude des bijections ou de la syntaxe anglaise tandis que je sombre corps et biens.

L'irruption de ces crises dans la vie aurait pu développer un attachement frénétique à la notion d'heure, de quotidien rassurant. C'est exactement l'inverse qui se produit : je suis une gamine maigrichonne au regard perpétuellement halluciné, je ne vis plus désormais qu'en termes d'intensité, de fugacité des choses ; le quotidien, la routine me font un peu peur. Aux intensités horribles des crises j'oppose avec délices la promesse d'intensités amoureuses, de passions futures capables de faire oublier la peur du néant.

Je cache sous un air amorphe des trésors d'illusions.

A l'école, toute matière qui n'a pas trait au français et demande des efforts de mémoire pure paraît au-delà de mes forces. Je semble incapable d'apprendre des kyrielles de mots ou de définitions dont je ne saisis ni l'utilité, ni le sens ; le cerveau a des trous, des gouffres, des abîmes, je pleure des larmes d'impuissance à essayer d'enregistrer la règle de trois.

Le soir, à l'heure des devoirs, je plonge dans le grand mystère des chiffres, des règles algébriques auxquelles je ne comprends rien. Le cerveau ne l'imprime pas, incapable de retenir – de concevoir – l'abstraction mathématique. Le regard fuit les exercices du livre pour s'abîmer dans la contemplation de la lampe du bureau, je gratte des graffitis sur le cahier, circonvolutions, arbres, rivières, maisons autrement plus concrètes que toutes les formules géométriques. Allez, concentrons-nous. J'ânonne à haute voix les axiomes de la géométrie euclidienne. Sans succès, impossible de les savoir. Les seules notes correctes dans les matières scientifiques résultent d'un bluff formidable, d'une mémoire exercée à visualiser sans véritablement intégrer les notions étudiées. Notre professeur (une femme adorable) a compris mes difficultés. Si elle pense que je suis stupide, elle ne s'acharne pas sur les mauvais résultats ; je fais des efforts, les notes sont médiocres, mais elle respecte le mal que je me donne, se contente d'écrire en bas du carnet : « Travaille beaucoup mais résultats très faibles. » Humiliant aveu de ma bêtise, cependant je décèle chez elle une indulgence qui ressemble presque à de la tendresse.

C'est paradoxalement le professeur de français qui me portera l'estocade.

A la fin du premier trimestre, les notes en français sont plus qu'honorables. Arrive l'instant plus ou moins redouté par les parents, celui de la confrontation avec nos professeurs. Maman s'avance vers eux et commence par les matières les plus médiocres. Evidemment, ce n'est pas brillant, « élève sage mais peut mieux faire ». Encourageant tout de même, on ne doute pas de ma bonne volonté. Un peu rassurée, maman se dirige au final vers madame C., persuadée d'entendre enfin des compliments. Madame C. la regarde froidement de ses méchants yeux gris acier et lui lance :

— Votre fille n'est pas à sa place ici. Elle devrait être dans un institut spécialisé.

Maman rougit, pâlit, avale sa salive et s'en va, les larmes aux yeux, accablée.

Le soir, elle raconte l'histoire à papa ; j'entends tout derrière la porte du salon. J'entends surtout que madame C. lui a fait de la peine et qu'elle va prendre immédiatement un rendez-vous avec la directrice. J'ai peur. Je me sens minable.

Que madame C. ne m'apprécie pas ne me chagrine pas. C'est réciproque. Jamais elle ne m'encourage. Je ne récolte aucun compliment, et ce malgré d'excellents résultats – la seule matière dans laquelle il m'arrive d'être première. Mais pourquoi ce jugement terrible ?

Oh, j'imagine bien la scène :

— Vous devez savoir, madame, que votre fille Valérie a beaucoup de problèmes à l'école, n'est-ce pas ? Cette petite ne pourra s'accrocher éternellement...

Lorsque je prends connaissance de cet événement, je ne ressens bizarrement que peu d'indignation ; madame C. exprime mes propres craintes sous forme de constat définitif : je suis tarée.

La directrice de l'école rassure maman :

— Valérie se donne du mal et nous lui gardons toute notre confiance. Ne vous inquiétez pas, madame C. avait hier des raisons personnelles de se montrer de mauvaise humeur.

Tant mieux ! Que madame C. ait pu ruiner sa vie, je m'en réjouis...

Je n'arrive pas à oublier le chagrin. Même si la menace de l'institut spécialisé s'éloigne, je reste longtemps estomaquée, tétanisée par la cruauté du professeur.

Je ne pensais pas que la maladie se voyait autant. Elle a percé le secret, l'a jeté au visage de maman avec un air persuasif, sans réplique, elle ne veut pas me donner la moindre chance. Pourquoi elle ? La professeur de mathématiques aurait été en droit de souligner le handicap, pourquoi celle dont j'aime tant les cours veut-elle m'exclure, je ne comprends pas. Elle veut me faire sortir du système scolaire, elle qui me met régulièrement quatorze sur vingt ? Mais alors, que dire des autres matières !

A l'école je n'ose plus regarder madame C. en face, j'ai trop honte, trop peur de lire dans son regard le verdict redouté. La phrase revient en leitmotiv dans le crâne, « enfant inadaptée, enfant inadaptée, différente... droguée », incapable en dépit des parades, de la comédie des apparences (se tenir droite sur la chaise, fixer le professeur, allumer la petite lumière d'intérêt dans les yeux, lever le doigt, participer aux cours...), incapable de masquer les vertiges internes.

Je voudrais la tuer de m'avoir fait si mal.

Comme un animal à terre qui ne comprend pas la méchanceté qu'il a inspirée – pire, qui découvre qu'il peut l'inspirer –, le désespoir me gagne : je suis idiote, débile, je n'y arriverai jamais.

La nuit, les cauchemars d'échecs me poursuivent, le corps tendu refuse la vérité, je me dédouble en cherchant en vain le sommeil, créant une autre Valérie que je pourrais aimer, une Valérie radieuse de santé celle-là, emplie de joie, qui me prend dans ses bras, me cajole, anéantit l'autre, la triste, la revancharde, l'ombrageuse, la frustrée. Le corps se calme tandis qu'une main invisible caresse mes cheveux et qu'une voix apaisante chuchote des espoirs de soleil, petit ange gardien secret, enthousiasme timide, presque irréel, une lueur qui finira peut-être par s'imposer.

Ressaisis-toi, de l'allure, travaille ta matière favorite, ne réponds à madame C. que par monosyllabes, oppose-lui un respect de pure forme, ne la laisse pas se réjouir de t'avoir fait du mal.

J'ai envie de pleurer. Tarée. Madame C. croit que je suis tarée. Elle a sans doute raison, pour mon malheur. Mais les tares, ça se dissimule, ma petite ! Oui, ça se dissimule et je porterai la crainte de la mienne dans une poche invisible, opaque, obéissant à un exercice quasi schizophrénique de maîtrise, d'équilibre factice.

L'essentiel reste de ne pas blesser ceux qui comptent le plus au monde : les parents. Je ne laisserai personne peiner maman à cause de la « toxoplasmose ». Je dois lui démontrer au quotidien que je suis une fille normale et heureuse, qu'elle ne s'inquiète pas, motivée par un orgueil salvateur ou destructeur – je n'en sais rien –, continuons en famille à nier la maladie. Interdiction d'en parler, interdiction de gémir.

Je porte quelque chose de trop lourd, un rocher de terreur qu'il faut à tout prix déguiser en nonchalance ; je crois que ce que je pardonne le moins à madame C. est d'avoir réussi fugitivement à ébranler le regard que ma mère porte sur moi.

Pour la première fois, je provoque un vrai rejet de la part d'une personne qui représente l'autorité et à laquelle je suis censée obéir.

Deux autres filles jouent un rôle important cette année-là. La première, Delphine, a tout pour mal tourner et cela la rend très sympathique : un vrai calvaire pour les bonnes sœurs. A onze ans, elle fait du 95 B, est déjà réglée depuis un an, un corps de matrone et le visage d'Anne Sinclair, avec pas mal d'insolence. Un tel concentré de féminité met nos directrices mal à l'aise ; Delphine promène une étiquette de Marie-Madeleine avec beaucoup de goguenardise.

Consciente de sa précocité physique, elle n'en fait pourtant pas une affaire d'Etat. Les adultes, surtout les mères de famille – y compris la mienne –, sont perplexes devant cette enfant qui ne l'est que par son âge, avec les hormones d'une adolescente sur le tard.

Delphine n'a strictement rien à faire de mes élucubrations et de mes scénarios de romans de gare ; les hommes commencent déjà à la siffler, les hommages à son physique la rendent réaliste, voire cynique.

— Non, non, Valérie, les hommes, ce n'est pas ce que tu crois ...

Les histoires qu'elle invente les ridiculisent. Pour parachever le tout, le boulevard que nous longeons pour rentrer chez nous est clairsemé de prostituées que nous regardons, fascinées et indignées. Avec Delphine, les prostituées deviennent le symbole vivant de l'exploitation de la femme par l'homme, surtout la grosse rousse avec son manteau léopard. A cet instant, les hommes nous semblent monstrueux, plus question de prince charmant...

— Regarde la voiture qui s'arrête. Tu crois peut-être qu'il l'aime ? Arrête avec tes bêtises, ils ne pensent qu'à une chose, à ça.

Ça, ce que Delphine subit très tôt, le désir qu'elle lit dans les regards et qui la gêne.

— Elle reste plantée là à les attendre, si j'étais à sa place, je les massacrerais.

Je ne réponds rien, essaie de ne pas y penser.

Si j'étais à sa place...

— Heureusement, continue Delphine, elle a l'air d'avoir bien chaud dans son manteau ; c'est déjà ça.

Je regarde avec application le bitume du trottoir, révulsée par les insinuations de mon amie, des ondes de dégoût de vie m'assaillent à mon corps défendant et me laminent de toutes parts, les hommes des voitures qui s'arrêtent se bousculent dans la tête... le trivial... le grotesque... le laid... la solitude... Pourquoi le corps réagit-il aussi violemment aux émotions ?

— Elle a quelque chose de détruit, murmure Delphine.

« Détruite »... le cœur ouvre ses valves, regarde la grosse rousse sans la voir... A quoi ça sert d'éprouver toutes ces choses ? A rien. Personne ne peut l'aider, on est toujours seul. J'ai envie de vomir, pourvu que Delphine ne s'en rende pas compte... Pas d'instinct de protection... Vomir le triste pour ne pas sombrer, hélas c'est trop tard, question de minutes... Se dépêcher de rentrer à la maison, laisser Delphine devant son immeuble, me cacher derrière une porte et libérer les peurs.

— Tu marches à toute vitesse aujourd'hui, remarque Delphine.

Vite la quitter, rassembler dans l'urgence les derniers lambeaux d'énergie pour éclater cent mètres plus loin sans que personne ne soupçonne le monstre interne. « Valérie somatise trop, elle somatise tant qu'elle s'autodétruit »... Maudite sensibilité, c'est anormal de ressentir aussi fortement les choses... Pas d'instinct de protection... Sensibilité indécente, obscène... Grosse rousse au manteau léopard, pauvre léopard taché, meurtri de partout... bouts d'hommes... Violence... Viol... Tu as tellement de chance... Paie ta chance et tais-toi, la guerre fait rage dans le cerveau, Delphine vient gentiment de me dire au revoir, je cours jusqu'à l'appartement, impression de crapahuter sur une montagne, je suis... un léopard ; atteins enfin les marches de l'escalier de l'immeuble, me recroqueville... Les doigts serrent la rampe... Muscles tendus... Léopard qu'on va éventrer, tais-toi, tais-toi... Rien ne va plus... laisse-toi aller au vide... J'ai peur de mourir, je ne veux pas... Mais non, tu ne vas pas mourir, juste partir vers le pire que le laid, que le triste, que l'atroce : le noir.

Les doigts se crispent sur la barre d'acier de l'escalier, froid du métal, vision qui s'achève...

Terminé.

Où donc suis-je partie ? Dans quelle galaxie si ce n'est pas la mort ?

Seule dans l'escalier.

Cinq minutes ont passé, ou peut-être dix, à moins que ce ne soit une heure...

Je ne sais pas. Je crois que j'habite ici ; à quel étage ? Quel est mon âge, quelle heure est-il, quel est mon temps, j'ai mal, langue déchirée et corps de plomb, nerfs exaspérés, lassitude. Si je m'écoutais, je me lècherais la peau comme un chat qui fait sa toilette et se purifie, parcelle après parcelle, pour oublier que je me suis fait du mal. Oui, c'est exactement cela, je me sens comme un petit animal qui doit lécher ses plaies, récupérer physiquement en reprenant conscience de l'épiderme, apprivoiser à nouveau les odeurs, la mienne, le goût de la vie et de l'identité dans ce qu'elles ont de plus concret, de réel, de primitif et de sensuel.

Si quelqu'un venait à surgir dans ce couloir, il me prendrait pour une aliénée à me regarder passer la langue sur les mains et les bras, à me renifler pour essayer de sceller les mosaïques de la personnalité, leur ciment semble si fragile, si éphémère... Tels de minuscules losanges bariolés, les événements s'emboîtent enfin : j'ai eu une crise après avoir laissé mon amie Delphine devant chez elle.

Delphine, mon amie. C'est quoi, une amie ?

Les amies que j'appelle de toutes mes forces, mais que je crains de gêner.

La dernière s'appelle Sophie. Elle aussi dissimule un secret : elle est diabétique. Nous lions connaissance grâce à un match de basket particulièrement calamiteux : je me défends bien au basket, moins bien qu'au volley, mais je suis une acharnée de la passe, j'adore me faufiler.

La partie bat son plein... Nous sommes toutes surexcitées... Ça y est, j'ai le ballon, je m'arc-boute... et m'étale de tout mon long sur le gravier de la cour, lâchant trop tard la balle. Mon nez s'écrase contre le sol. J'ai le visage en sang, hurlements de douleur. Je pisse le sang, goût ferreux dans la bouche.

Le professeur de gym – ma bête noire – me remorque à l'infirmerie où l'on fait un bandage de fortune. Catastrophe, j'avais déjà un nez busqué, mais là, je ressemble à une Cheyenne.

Sophie me prend à tort pour une grande sportive – avantage de la blessure –, et nous en arrivons à nous confier nos chemins de croix respectifs. Dénuée de toute méchanceté, Sophie est une grande fille influençable et sensible. Nous aurons momentanément une forte complicité.

Elle se pique matin et soir, vient dormir à la maison munie d'un étui noir qui contient ses seringues compartimentées.

— Tu veux un Carambar ?

— Non... Je ne peux pas.

— Pourquoi ?

— Je n'ai pas le droit de prendre du sucre, je suis diabétique insulino-dépendante.

— Ça veut dire quoi ?

— Mon corps élimine mal les sucres. Si je ne fais pas attention, je peux faire un coma insulique.

— Toi aussi, tu es déjà tombée dans le coma ?

— Une fois.

Sophie vit également avec une maladie sournoise dans le corps qui n'est pas décelable de prime abord. Au moins a-t-elle la possibilité de poser un nom sur sa maladie, alors qu'on ne peut pas dire que la « toxoplasmose » résolve grand-chose pour expliquer les crises...

J'éprouve par instants la sensation pénible d'être à moitié cinglée. Du reste, lorsque je découvre dans un livre la formule « marqué au front » (voilà qui n'est pas banal), je me l'arroge immédiatement. Marquée au front, marquée à l'œil, mauvais œil.

La cicatrice de toxoplasmose se situe au fond de l'œil droit. J'en déduis que toute la partie droite de mon anatomie doit être défectueuse. Je me sens une gauchère totale.

Oui, tu es une pièce de monnaie, face, correcte, pile, à mettre à l'asile. Ton tatouage ne se voit pas, acide interne, vitriol qui efface ta mémoire, tu es marquée comme le bétail, marquée comme une sorcière. Plaire aux autres pour dompter la peur qui coule dans les veines. Plaire, c'est faire plaisir. Sourire aux parents, être sage. Obéir aux médecins.

Les consultations médicales s'enrichissent de rendez-vous annuels chez un célèbre ophtalmologiste. Non pour dépister une éventuelle myopie mais pour observer les soubresauts de la fameuse cicatrice.

Le docteur A. possède un charme particulier, raffiné et très snob. Nous attendons, maman et moi, dans le salon superbe de son appartement, une pièce à la hauteur de plafond démesurée. Soudain, il ouvre la porte et s 'élance à notre rencontre, souriant de toutes ses dents.

— Bonjour, madame, bonjour mon lapin.

Il ne m'a jamais appelée autrement (même à dix-sept ans !) que « mon bichon, ma chérie, mon trésor, mon canard ».

Je me moque mais je l'aime bien. Il m'explique de sa voix feutrée que j'ai eu dans mon malheur une chance inouïe : la cicatrice de toxoplasmose s'est arrêtée à un demi-millimètre de la macula ; un peu plus et je perdais l'œil, avec de lourdes séquelles neurologiques en perspective.

— Ne bouge pas, ma mignonne, oui, c'est bien mon chaton [son haleine me frôle le visage et j'ai souvent du mal à retenir un fou rire].

— Bon, c'est parfait, il n'y a aucune progression : la cicatrice ne s'élargit pas. Continuez tout de même à venir me voir une fois par an. Au moindre problème, contactez-moi.

Monsieur A. m'a donné un argument de taille pour supporter les crises : la fatalité de la maladie se trouve à présent nuancée par le sentiment de l'avoir échappé belle. Je passe de la condition de malade à celle de rescapée de périls bien plus graves !

Maman et monsieur A. me mentent pour mon bien – ce sera là un mensonge salutaire :

— Ma chérie, ta cicatrice ne s'étendra plus jamais. C'est définitif.

Ce qui est (je ne le sais que depuis deux ans) absolument faux : jusqu'à trente ans, la cicatrice peut se développer (au sortir de l'adolescence, le risque s'amoindrit toutefois de manière significative).

A onze ans, je me cramponne désormais à la pensée d'avoir frôlé le pire.

# 5

Lorsque j'atteins ma douzième année, je change de médecin. Notre pédiatre nous conseille de consulter un neurologue célèbre. Adieu les attentes dans les couloirs d'Antoine-Béclère, aux chaises orange des années soixante-dix et aux murs gris, je suis propulsée à Necker, service consultations du professeur A.

Necker et ses kilomètres pour atteindre le bâtiment adéquat, sa salle d'attente verdâtre, Necker, l'hôpital des ENFANTS MALADES, le microcosme de la douleur la plus intense, la plus terrible, celle qui touche les petits.

Les rendez-vous bisannuels avec monsieur A. semblent une sinécure pour ce grand homme. Chaque fois, c'est le même cérémonial : après un laps de temps raisonnablement long – l'attente est un fait acquis dans les services hospitaliers –, nous pénétrons, maman et moi, dans le cénacle, le cénotaphe, une minuscule pièce tout en longueur au bout de laquelle trônent Dieu et ses pairs.

L'entourage du maître, internes débraillés, vautrés plus qu'assis, se montre hermétique et inexpressif. Pas un bonjour à la fillette ni à sa mère, le clan des flagorneurs n'a pas l'ombre d'un sourire.

Soudain, émergeant de la nullité de l'encadrement, une voix s'anime. Elle sort, aimable, de la bouche du professeur, gnome intelligent avec sa tête surdimensionnée, chauve et large, cerveau personnifié par la taille gigantesque de son crâne. Un professeur surgissant des films expressionnistes – mais accessible, humain. Un petit homme aux énormes godillots, aux yeux malins, un petit homme fait de graisses et de replis, aux doigts boudinés et à la grâce surprenante.

Celle-ci s'exprime par son phrasé précis et cultivé, léger mais synthétique. Après un bref salut, un sourire éclaire son visage. Un bon point pour lui, il s'adresse plus à moi qu'à ma mère, me demandant invariablement de décrire les crises.

— Alors, parle-moi de tes malaises...

Je me sens toute petite face à cet aréopage d'adultes en blouse blanche ; difficile d'exprimer ce que je ressens. Monsieur A. sourit. Il a un regard brillant. Les jeunes internes qui l'entourent ont l'air de s'ennuyer, leurs visages moroses me pétrifient et me gênent. Pourquoi sont-il là ? A toute vitesse mes yeux passent du professeur à ses élèves. Je m'agrippe au visage de monsieur A. et me jette à l'eau, dans un sursaut de courage un peu désespéré :

— Je... Ça m'arrive souvent le soir. Je suis en train de jouer, et puis brusquement, ça va trop vite.

— Ah ! ça va trop vite...

— Oui, j'ai l'impression que je vais éclater.

J'ai dit « éclater ». Mais je ne lui dis pas la vérité. Je ne lui dis pas que je crois que je vais mourir. J'ai bien trop peur de sa réponse. J'ai bien trop peur qu'il me réponde que oui, je peux en mourir. Jamais je n'oserai demander aux médecins si la « toxoplasmose » est une maladie mortelle.

De façon très évasive, « ça va vite, très vite, je ne pense plus à rien, j'ai peur, la peur vient du ventre... », j'essaie tant bien que mal de lui expliquer la fulgurance de ces sensations.

Monsieur A. se tourne ensuite vers maman et lui parle assez gentiment, assez légèrement, d'un ton presque mondain, jovial, badin.

— Bien, allez, je vous revois dans six mois.

Le mot « épilepsie » n'a toujours pas été prononcé, il

parle de « toxoplasmose », martelant sans relâche le même qualificatif : bénin. Mon état est bénin.

Je demande plus tard à maman ce que cela signifie : bénin, n'est-ce pas un pays ?

Pour cet homme habitué à son lot quotidien d'anomalies effroyables, je représente un bol d'air, une cure de jouvence qui lui fait oublier les inquiétudes ou les angoisses que je peux ressentir vis-à-vis de mon état. Sur le fond, il a bien évidemment raison : que dire à une fillette si peu touchée sinon qu'elle a de la chance ? Que faire, sinon ordonner un ixième électroencéphalogramme pour vérifier l'état du cerveau et l'abreuver de Gardénal pour pallier les crises ? Le Gardénal l'abrutit mais c'est le seul moyen pour avoir la paix, elle a une crise par mois et elle est vouée encore pendant un certain temps à avoir une crise par mois, le diagnostic reste sans appel et le traitement semble évident, peu importe qu'elle se plaigne de ses effets secondaires, elle n'a pas le choix sinon subir sans broncher car il y a bien pire sur terre. A elle d'être forte, à elle de se battre avec ses questions existentielles, si elle en a.

Il se trouve que, justement, j'ai des questions existentielles.

Maman sort de ces visites rassurée, illuminée par les paroles normalisatrices de monsieur A. Elle regarde le ciel, heureuse, confiante, libérée d'un poids.

— Tu te rends compte, Lili ? Tout va bien, tu n'as rien du tout, monsieur A. a été très positif, ce sont juste de petits malaises sans importance.

— Oui, c'est génial.

Je souris à maman ; je suis une enfant comme les autres selon la conclusion du médecin. Mon cas ne l'intéresse pas. A dans six mois.

— C'est une très bonne nouvelle, vraiment, ces rendez-vous sont optimistes, allez, rentrons à la maison, Lili.

— C'est bien.

Sourire de façade, je me trouve dans un état très

confus, écartelée entre le soulagement et l'indicible méfiance. Un nombre incalculable d'idées contradictoires s'imposent : si je suis comme les autres, pourquoi vais-je le voir, quelle est ma maladie si j'en ai une, de quoi souffrent les autres, pourquoi le cerveau dérape-t-il, et comment, est-ce que je peux en mourir, qu'est-ce qu'un électroencéphalogramme exactement, qu'est-ce que le Gardénal, pourquoi n'ai-je pas le droit de m'interroger, même si mon cas paraît bénin ?

Tout cela sera purement et simplement nié par le corps médical.

N'eut été cette nullité en sciences, j'aurais vraiment adoré devenir médecin. Ne serait-ce que pour trouver les réponses dont on m'a trop longtemps privée.

Monsieur A. a évoqué des « malaises récurrents ». Récurrents ? Quel mot horrible, récurrent comme récurer les toilettes, terme dont je ne comprends pas le sens. Un mot d'une sonorité aussi laide doit vouloir signifier dégoûtant, n'est-ce pas ? Récurer les toilettes, malaises de merde, le cerveau est un gigantesque balai-brosse entaché de mystérieuses déjections, voilà ce qu'a voulu dire monsieur A. Comme j'aimerais en savoir plus sur ces « malaises récurrents »...

Je m'enferme dans le contresens... Rêve... Nettoyage au karcher des neurones en putréfaction... Les hommes en blanc me mettent sous un bocal stérile, envoient des ondes électriques pour tuer les vers de terre et les microbes, je renais enfin sans problèmes, réincarnée...

Images de science-fiction, surpuissance médicale, Batman de la technologie...

— Ha ha ha, ricane le problème récurrent, tu crois peut-être à tes désirs ? Prends ton Gardénal et oublie la guérison.

Encore six mois de Gardénal...

La seule explication qu'on ait daigné me donner me semble idiote et dérisoire ; monsieur A. me parle comme un chef garagiste à son mécano : « Tu as des courts-circuits dans ton cerveau, un petit fusible qui saute de temps en temps. »

Monsieur, je ne sais pas comment marche un circuit électrique, j'ai dû chercher le mot « fusible » dans le dictionnaire !

J'aurais eu besoin d'un véritable cours d'anatomie.

A douze ans la vision du monde médical reste fragmentaire, troublante, brumeuse.

Curieusement, j'aime aller à l'hôpital. Et j'ai toujours aimé y aller. Je suis très à l'aise dans les couloirs, contrairement à papa qui perd pied dès qu'il franchit la porte d'un CHU. L'hôpital m'apporte un sentiment d'apaisement, de calme – presque de plénitude. Les insomnies cessent comme par miracle, les angoisses nocturnes s'annihilent dans ce désert blanc et aseptisé, avec son pouvoir lénifiant.

L'idée finalement très positive à mon sens que puissants et misérables sont (à peu près) égaux entre ces murs et que, quoi qu'on fasse, quoi qu'on vive, nous guérissons ou nous mourons selon des lois qui nous échappent. L'injustice n'est plus que comportementale, elle varie alors selon le désir de se battre ou non, et ce désir de vie, s'il n'empêche pas la mort, contribue à nous faire durer.

J'aime l'hôpital, j'aime les blouses blanches, j'aime presque les piqûres, je n'ai pas peur de cet endroit, ma responsabilité est encadrée, chapeautée pour le meilleur, j'en suis sûre.

On pourrait me psychanalyser à peu de frais avec ce constat, une chose est certaine, j'ai sans doute raté ma vocation. Je papote très volontiers avec la voisine de chambre, je m'organise des temps morts, des réflexions, des lectures, je suis une patiente assez facile dans ce cadre dont la vétusté ne m'importe pas vraiment tant j'ai l'impression d'être dans un monde essentiel. Un monde qui résume la vie, non, qui ne la résume pas mais qui correspond à une idée de purgatoire. Les agressions que l'on y pratique sur le corps humain sont souvent nécessaires, donc acceptables. La souffrance que l'on y éprouve me semble tolérable – tant qu'elle n'est pas sadique. A l'hôpital, je n'ai pas la sensation de misère humaine ni de solitude.

Le ballet des infirmiers, celui des médecins, celui des auxiliaires médicaux est un spectacle inlassable que je contemple avec des yeux ronds.

A l'école, la classe de cinquième m'offre le bonheur d'un petit succès en français. Et ce souvenir restera le meilleur de toute la scolarité.

Notre professeur a noté, non sans un certain agacement, la mode qui sévit alors dans la classe, opposant les propriétaires d'antiques plumiers en bois remis au goût du jour à celles des « trousses japonaises », étuis en plastique rose décorés d'héroïnes de dessins animés toutes plus laides les unes que les autres.

Le sujet de notre rédaction tombe comme une pierre : dialogue entre un plumier et une trousse japonaise. J'ai écrit sans relâche, j'ai tricoté un parcours d'amoureux dans une salle de classe déserte, animant les deux objets au gré de leur rencontre, fomentant une dispute finale, une conclusion en rupture. Je sors de l'épreuve dans un état second, persuadée d'avoir réussi.

Une semaine plus tard, notre professeur arrive dans la classe :

— J'ai corrigé vos devoirs. Pour la première fois, j'ai mis un 18.

Remous dans la salle, je n'ose y croire.

Elle calcule ses effets, non sans ironie.

— Je crois que l'élève se doute de sa note...

Je rougis, je peux encore éprouver ce trac de bonheur, oui, ce doit être moi. Elle énonce lentement les notes dans l'ordre alphabétique. Je patiente, patiente avec le plaisir qui monte, celui de la quasi-certitude du succès. Enfin j'entends mon nom : Valérie, 18.

Mon sourire s'épanouit, merci madame, merci de m'avoir offert cette minute de bonheur dans la grisaille de la scolarité, je vous donnerai le meilleur de moi-même, je serai toujours sage avec vous, vous ne mesurerez jamais la valeur de votre encouragement, son bienfait sur ma personnalité, vous m'avez donné confiance en moi, j'en avais besoin.

Triomphe, je dois lire la rédaction à haute voix pour la fête de l'école. Je marche désormais dans les couloirs avec un air tourmenté, me donnant des allures de vedette, yeux baissés et humilité feinte.

Mais la veille du jour J, pendant le dîner, je suis terrassée par une crise plus violente que les autres. J'ai beaucoup de mal à reprendre connaissance, les parents ont appelé le médecin de famille qui me prescrit quelques jours de repos. Consternation, impossible de lire la rédaction, je suis mortifiée. Une autre élève la lira à ma place. Double amertume, je me sens furieuse, flouée, frustrée, on me vole ma place et, pire encore, me voici l'unique responsable de ce gâchis. Tout ce mal pour rien : chaque fois que je fournis un excellent travail, le cerveau refuse de transformer l'essai.

La vie va-t-elle se dérouler toujours de cette façon, entachée par une insidieuse capacité d'échec ?

Lorsque j'arrive soudain à me dépasser, à m'envoler, la rivière souterraine me plaque au sol et me ramène cruellement à la condition d'enfant affaiblie, comme un cheval de course qui surmonte les obstacles les plus durs avant de s'écrouler sur une haie insignifiante.

Je réussis le difficile et rate le facile, rattrapée par le quotidien et l'anodin qui me noient, désemparée, désagrégée, ces crises se manifestent toujours soit pendant une période très (trop ?) calme, à l'heure du dîner, durant une heure de cours à l'école, soit après avoir fourni un effort particulièrement exténuant.

— Repose-toi, Lili. Veux-tu un bon livre ?

— Je crois que je vais dormir un peu, je me sens fatiguée. Merci, maman.

Roulée en boule sous la couette, je macère dans la frustration : les repères ont éclaté, je peine à les récupérer. J'ai beau aimer la famille et certaines amies chèrement acquises, je me sens étrangère au monde, hors de leur univers, nulle part à ma place, enfermée dans une solitude que je cultive plus que je ne l'aurais voulu.

Je n'accepte pas la maladie, refuse de la subir, j'aimerais lui tordre le cou et pourtant... Je la sens bien palpiter au plus profond du corps, dans une cachette hors d'atteinte, malheureusement, elle est indomptable, ineffable, la malédiction, la seule façon de la relativiser est de dissimuler dans un ultime sursaut le chagrin qu'elle me procure : cela semble peut-être l'unique pouvoir que je peux exercer sur elle, aussi dérisoire soit-il.

Les parents redoublent de gaieté.

— Viens dîner, Lili. Tu te reposeras après.

A quel point sont-ils dupes ? La maladie n'est jamais présente ni même esquissée dans nos rapports.

— Tu sembles un peu... ailleurs, Lili.

— Mais non !

— Je te connais comme si je t'avais faite, murmure maman.

Comme si je t'avais faite... Mais tu m'as faite ! Bien sûr que tu as raison, je suis ailleurs, j'ai de la peine à me réinsérer dans le monde de la famille, bloquée par la fatigue, le désarroi et la lassitude. Peut-être devrais-je te le confier mais j'ai si peur de dévoiler cette faiblesse, alors je mens, sourire crispé aux lèvres.

— Je pense juste à l'école. Rien de bien palpitant.

Parce que tu m'as faite, je n'ai pas le droit de te chagriner, je voudrais tant que tu sois fière de moi, fière d'une enfant rapide, normale, maîtrisée.

Je me durcis et te réponds sèchement alors que je rêve de me blottir contre toi pour pleurer, comme une bête qui ne sait plus qui elle est, qui sait juste qu'elle existe. Mais où ?

Prendre un bain et en sortir purifiée, la crise m'a souillée. Une fois de plus.

A la veille de la rentrée en quatrième, je supplie maman d'arrêter le Gardénal :

— Je t'en prie, maman, dis-lui, dis-lui au grand professeur que je ne veux plus de Gardénal, s'il te plaît, qu'il trouve autre chose, je ne veux plus vivre comme un légume. Tu ne te rends pas compte combien c'est difficile de se concentrer avec un médicament pareil, je n'y arriverai jamais à l'école... Allez, s'il te plaît, je suis trop malheureuse.

— Ma chérie, il faut absolument que tu suives un traitement !

— Il doit exister autre chose que ce truc qui me transforme en somnambule, non ?

— Nous allons demander, promet prudemment maman.

J'arrive le cœur battant pour une fois à Necker. L'attente dans la salle de consultation me semble interminable, décuplée par l'impatience. Autour de nous, des enfants et leurs parents. Un petit garçon gigote en permanence sur son siège et ses yeux font des mouvements latéraux très rapides, un peu saccadés. Je ne me rends pas compte que je suis précisément en train d'assister à une crise partielle d'épilepsie, je me demande quelle est sa maladie sans réaliser que nous souffrons de la même chose... A côté de lui, son père ne bouge pas.

Concentrons-nous sur un livre.

Enfin, après une heure éprouvante, monsieur A. nous appelle. Je bondis de la chaise.

— Bonjour. Ah, oui, c'est la petite de la toxoplasmose. Vous allez bien ?

Maman prend la parole :

— Les malaises de Valérie ne sont pas très fréquents – environ une fois par mois —, mais elle se plaint beaucoup des effets de somnolence dus au Gardénal et souhaiterait savoir s'il existe d'autres traitements.

Monsieur A. me regarde, je rétrécis mentalement. Il m'impressionne avec ses yeux noirs perçants, son crâne énorme, un peu gras sur lequel est juchée en permanence, coincée entre deux replis de graisse, une paire de lunettes qu'il ne porte jamais à ses yeux. L'homme au double regard...

— Alors comme ça, Valérie, tu voudrais arrêter ton traitement ?

Je déglutis péniblement.

— Oui [comment dit-on ? Monsieur ou Professeur ?]. Oui, monsieur le Professeur.

Monsieur A. sourit, les internes (toujours aussi peu aimables) qui l'encerclent l'imitent.

— Les malaises ont-ils évolué ou se présentent-ils toujours de la même façon ?

Maman et moi répondons en chœur :

— Toujours de la même façon.

— Bon. Valérie, tu vas être contente, on va effectivement changer le traitement. Je pense que pour un cas bénin [encore ce mot...] de malaises mensuels, nous pourrions essayer le Dihidan. Je crois savoir que cette enfant souffre de problèmes d'insomnie, non ? Alors nous allons associer le Dihidan avec un peu de Rivotril le soir. Ce traitement est plus léger, il aura moins d'effets secondaires.

Je bois ses paroles, les noms des médicaments tourbillonnent dans le crâne (je ne sais pas du tout ce qu'ils impliquent), je rougis jusqu'à la racine des cheveux, à deux doigts de pleurer d'énervement.

Gagné, j'échappe désormais au Gardénal...

J'ai vraiment envie de pleurer.

Je murmure un « merci, monsieur » inaudible, impossible d'articuler un mot tant je me sens bouleversée. Abandonner le Gardénal représente un soulagement que ni maman ni monsieur A. ne semblent comprendre : c'est l'espoir d'une vie « normale », d'une vie sans drogue dure, la liberté d'être, de m'épanouir, de m'ouvrir aux autres sans la chape de plomb de ces défonces permanentes.

Nous sortons de Necker, je laisse enfin éclater les larmes.

# 6

Le changement de molécule ne s'opérera cependant pas sans heurts : le Dihidan provoque des vertiges, il fait moins dormir, mais j'ai à présent la bouche qui part de travers, je n'arrive pas à maîtriser ma lèvre inférieure qui se tord en un rictus vers la partie gauche du visage (après l'abandon du Dihidan, je conserverai longtemps ce qui sera devenu un tic).

D'autre part, ce que je perds en abrutissement, je le gagne en intensité et en fréquence des crises qui passent d'une fois par mois à tous les quinze jours.

Lentement je renais pourtant, émerge des années noires et de l'incohérence des longs moments assombris par les assoupissements forcés, pénétrant à petits pas dans la réalité, perception de l'entourage aiguisée, rendue presque vorace à force d'avoir été brimée par les drogues : l'excitation de pouvoir m'exprimer, discuter avec tout le monde me taraude sans cesse, l'œil devient une caméra qui capte inlassablement les mimiques des professeurs, les états d'âme des élèves, les crises sont de plus en plus effrayantes mais j'ai envie de rire, enivrée par l'énergie nouvelle qui me fait relever la tête. Je ne suis plus en prison, je sais que, hormis durant les instants fatals de désintégration, je suis capable de ressentir et de voir ce que les autres voyaient : un monde sans brouillard, sans fils de coton entremêlés et suintant la tristesse. Un monde éblouissant en dépit des résultats scolaires toujours aussi irréguliers.

— Valérie : 0,5 pour le papier et l'encre.

Les mathématiques restent source d'hébétude. Qu'importe, madame, je vous vois, vous, votre visage laiteux un peu enfariné, vos cheveux blonds, vos yeux vifs, votre embonpoint rassurant, vous me parlez et pour la première fois je n'éprouve plus ce décalage entre la vision et l'audition, vous me parlez, je peux vous écouter tout en vous regardant : durant les années « Gardénal », je me trouvais dans l'impossibilité de coordonner l'œil et l'oreille, les paroles m'arrivaient toujours avec quelques secondes de retard, je devais constamment effectuer un montage mental avant de répondre à une question, et tandis que je prends la copie bourrée d'erreurs que vous me tendez, je me sens malgré tout heureuse de pouvoir sortir de moi-même sans efforts démesurés.

Marcher dans les rues... contempler chaque détail sous un angle nouveau, neuf... exercer l'œil à dévorer le spectacle des passants... Il est difficile de traduire l'émoi que j'ai ressenti à l'aube de l'adolescence lorsque le changement de traitement m'a littéralement réveillée.

Une sensation d'immense curiosité et de confiance, de liberté.

Les portes entre le cerveau et le réel ont disparu, le regard découvre la précision, le contour de chaque objet ou être vivant dans une évidence jusque-là insoupçonnée : je photographie sans filtre les instantanés de vie avec une rapidité avide, heureuse, gourmande.

La peur de mourir ne disparaît pas – mieux, elle semble augmenter d'année en année –, mais l'abandon du Gardénal symbolise la fin d'un traitement barbare.

L'obstacle principal ne s'est pas évanoui, le grain de folie rôde dans la cage des neurones, il m'épouvante toujours – quand se manifestera-t-il, demain ? Après-demain ? Dans dix jours ? Un mois ? Je ne sais pas, il viendra me détruire quand il le souhaitera, en attendant, chaque seconde, chaque minute est un défi à relever.

A l'école je travaille sans relâche, portée par l'espoir de retrouver les réflexes d'avant la toxoplasmose. La classe de quatrième est une classe difficile et les résultats peinent à se concrétiser.

Une crise terrible a lieu pendant le cours de sciences naturelles : depuis quelques semaines, nous savons que nous allons avoir droit à la dissection de la souris. Cette perspective ne m'enchante guère ; je suis mes camarades jusqu'au laboratoire, non sans une certaine appréhension. C'est une pièce froide, carrelée de blanc, où flotte une pernicieuse odeur de formol. Odeur mêlée, ce jour-là, de dépouilles d'animaux.

Ça sent la mort.

Ça sent la mort, la pauvre petite bête est là, couchée sur le dos, les poils lisses et doux, et on va l'éventrer, et je ne veux pas, je ne veux pas voir ses entrailles, le sang, les organes, le cœur, le corps...

— Dépêchez-vous, approchez autour de moi, dit la professeur... Les filles se pressent en chuchotant... Brusquement j'ai dix yeux, quatre oreilles, une vingtaine de mains... Stéphanie a l'air vaguement écœurée, Marie-Laure demande quand on va la dépecer, Séverine rit, Florence sort son cahier, Fabienne pousse Dorothée, je les vois toutes, toutes en même temps, les sens s'agiter tandis que le murmure de leur bavardage m'arrive, étincelant, accéléré, assourdissant... Elles hurlent dans le crâne, je suis... différente, je pourrais les saisir en un bouquet de blouses blanches sautillantes... je pourrais... les presser entre mes doigts... les englober dans un même moule... je pourrais... les tordre... les petites souris...

La mécanique de mort s'enclenche, je pars sur le grand huit du cerveau qui déroule sous les yeux le film du cauchemar, je suis un animal, je suis la souris, nous sommes tous des souris, Dieu n'existe pas et on va tous mourir. Trou noir. Je tombe avec fracas au milieu des élèves. La tête heurte la table, crise généralisée. Bras et jambes se contractent, les yeux sortent des orbites, je me mords la langue, lâche les urines.

Les élèves s'écartent, terrorisées. Je suis immédiatement évacuée à l'infirmerie, notre professeur ayant tenté en vain de me maintenir la mâchoire. La tempe saigne un peu. Je me réveille avec un goût amer dans la bouche, la langue désensibilisée par la morsure. J'ai mal partout. Les membres sont complètement courbaturés. Violente migraine. Ah oui, cela me revient, une histoire de souris. Je fixe la bonne sœur. Pourquoi une bonne sœur et une souris ? Qu'est-ce que je fais ici ? Elle murmure un « chut » apaisant.

— Tu as eu un malaise pendant le cours de sciences naturelles.

Je retombe sur les oreillers, accablée. Je sais bien que j'ai eu une crise, mais ne je sais plus qui je suis.

La religieuse ignore qu'après ce genre d'incident, le seul service à rendre est de m'aider à me reconstruire, remettre dans le bon ordre toutes les pièces du puzzle. Lentement, je m'accroche aux fils de la mémoire et défais l'écheveau embrouillé.

Le temps est obsessionnel, je réclame l'heure toutes les deux minutes, j'ai beaucoup de mal à me resituer dans l'espace-temps. Enfin je retrouve mon nom et mon prénom. L'âge me demande un peu plus de concentration, mais une fois que je l'ai enregistré à nouveau, la progression de la récupération de l'identité s'accélère. Maintenant, passons au monde extérieur : je suis à l'école. Oui, l'école qui s'appelle, euh... qui s'appelle... Jeu infernal des devinettes.

Tout est devenu brouillard.

Brouillard qui se lève peu à peu dans le soulagement et la douleur. Je visualise à présent le lieu, l'infirmerie de l'école. Je veux ne jamais avoir à la quitter, j'ai peur du monde, j'ai peur des gens, j'ai peur de tout, j'ai honte.

Maman vient me chercher. Après une nuit de sommeil, je dois retourner à l'école, tête basse. Les élèves semblent encore très choquées :

— Que s'est-il passé ? Tu es tombée en hurlant sur le carrelage, tu t'es même mordu la langue, me lance l'une d'elles, interloquée.

Elles paraissent secouées, les convulsions ont dû être

si spectaculaires qu'elles dépassent le stade de la répulsion pour provoquer de la peur, presque du suspense.

Je prends un air mystérieux, la crise devient une énigme de roman policier ; je profite de la violence du phénomène pour le rendre dynamique : étrangement, cette crise ne sera pas mal vécue – moins mal que les crises partielles plus passives, plus léthargiques et paradoxalement moins faciles à dédramatiser.

— J'ai une cicatrice interne qui se situe au niveau de l'œil droit. Parfois la cicatrice me donne des malaises, des moments d'inconscience. On ne connaît pas la raison de cette maladie, bien que les médecins la trouvent peu grave. N'y fais pas attention, ce n'est rien. Si je me suis agitée durant ce malaise, c'est probablement parce que mon cerveau essaie de se battre contre la maladie.

En garde, toxoplasmose, tu es l'ennemie à neutraliser.

Cela peut sembler absurde, mais je préfère les crises généralisées aux partielles, elles traduisent à l'évidence une lutte interne, une action.

Les crises habituelles aboutissent à un phénomène d'implosion : la violence des instants qui précèdent l'inconscient – angoisse d'apocalypse – n'éclate pas ou si peu, s'exprime par un regard flou, sage, figé, et par quelques gestes latéraux des bras. La passivité de ces malaises jure, détonne avec la panique ressentie juste avant. Cette incohérence me trouble : comment puis-je avoir l'air presque serein alors que je suis détruite ? Le contraste entre apparence calme et anéantissement interne me déstabilise.

Les crises généralisées, bien qu'horribles à contempler, créent une logique entre le corps et le cerveau en miettes que je trouve compréhensible à défaut de rassurante.

J'aurai peu de crises généralisées – une dizaine, peccadille eu égard aux quelque cinq cents crises partielles qui m'ont secouée.

Mais, chaque fois, les réveils me paraîtront moins durs : le corps souffre, la langue est meurtrie ; normal, la tête a explosé.

La maladie gagne en lisibilité : elle est monstrueuse, j'ai eu l'air d'un monstre, la boucle est bouclée.

Je récupère le cours de sciences naturelles – une amie me passera sa copie –, me réinsère rapidement dans l'univers scolaire.

Le professeur le plus exigeant de l'année est notre professeur de latin. Elle fait preuve d'une intégrité et d'une sévérité à la limite du pathologique : nous sommes toutes des tricheuses en puissance, lors des compositions elle ne veut pas de trousses sur les pupitres – objets honnis car pouvant dissimuler des antisèches –, elle nous prête une sournoiserie et une noirceur d'âme aberrantes.

Si cette excellente professeur s'investit à fond, il lui manque néanmoins une qualité essentielle : nous donner envie d'aimer la langue. Là n'est pas son but, avant de l'aimer, il faut la construire et la déconstruire, cette fameuse langue ; la grammaire latine entre dans nos petites cervelles à coups de fouet. Nos cahiers doivent être impeccables, la pensée claire et la mémoire bien rodée, le latin est enseigné comme un cours de médecine, sans poésie aucune, froidement et chirurgicalement. Madame M. a des colères dévastatrices. Lorsqu'elle sort de ses gonds, elle rudoie l'élève avec une méchanceté dont elle ne semble pas avoir conscience, les mots claquent et se répercutent jusque dans le hall de l'école, et nous plaignons la malheureuse de tout notre cœur.

Madame M. me terrifie. Je vais chez elle prendre des cours de soutien le mercredi après-midi.

Déjà, dans l'autobus qui mène à son appartement l'angoisse me troue l'estomac, je compte les stations qui me rapprochent de l'antre de l'ogre et arrive toujours tremblante et bafouillante devant sa porte :

— Bonjour, Valérie, aboie-t-elle d'une voix de stentor, glaciale et un peu ennuyée, comme si elle ne savait que faire d'une élève irrémédiablement médiocre.

Sa nature ne la porte pas à la compassion mais à

l'exigence, elle s'accommode mal des circonstances atténuantes. Nous nous asseyons en silence autour d'une table ronde couverte de cahiers et de livres. Madame M. interdit à ses élèves l'usage du dictionnaire, seuls sont tolérés les ouvrages de grammaire, nous sommes censées avoir mémorisé le vocabulaire qu'elle nous serine chaque semaine.

Elle me fixe de ses yeux charbonneux et rugit :

— Bien. Autant vous le dire tout de suite, votre dernier devoir n'est pas fameux.

— Pas fameux, cela signifie que je n'ai pas la moyenne ?

(Encore un an auparavant, jamais je n'aurais été capable ne serait-ce que de concevoir une tentative de dialogue avec madame M.)

— Non, mais vous l'approchez, il y a un léger mieux. Beaucoup trop d'erreurs d'inattention, c'est incompréhensible, vous êtes d'une distraction ! Allez, nous allons revoir aujourd'hui l'usage de l'ablatif, j'ai l'impression que vous n'avez pas assimilé la notion d'éloignement.

(Oh si, madame, à un point que vous ne soupçonnez pas...)

— Bien, madame.

Je me plie docilement à ses injonctions et me concentre. L'instinct me souffle que Madame M. est mal à l'aise, décontenancée par la « toxoplasmose ». Sa vision des élèves obéit à des lois simples : d'un côté les brillants éléments, les travailleurs, et de l'autre les paresseux qui n'arriveront à rien. Or elle ne sait dans quelle case me loger : je ne suis ni bonne élève ni paresseuse, elle me regarde de façon perplexe, à peine impatientée par les hésitations ou erreurs, déconcertée, vaguement inquiète par cette élève aux yeux parfois vides et songeurs. Elle apprécie les efforts que je produis mais reste, j'en suis sûre, sidérée qu'une telle masse de travail ne fournisse pas le résultat escompté. Elle me contemple non de façon apitoyée mais plutôt comme si je représentais une énigme, un mystère qu'elle n'a pas du tout envie d'explorer.

J'ai l'impression que son indulgence inhabituelle n'est qu'une forme de distance, de méfiance un peu craintive à mon égard...

Je m'efforce d'apprendre sans comprendre, logique idiote mais qui paie parfois. L'intuition me tiendra lieu d'esprit scientifique et les bons résultats (peu fréquents) seront l'aboutissement de réflexes pavloviens, d'interminables exercices de mémorisation des déclinaisons, jusqu'à l'automatisme. Je suis très faible en thèmes qui, justement, demandent une compréhension de la langue, un peu meilleure en version où la chance et une bonne connaissance du français pallient la faiblesse de mon latin.

La chance, le bluff, la maîtrise...

Je rêve que l'on puisse dire un jour : « Elle possède un sacré sang-froid », fantasme sur le contrôle parfait des émotions. Ce contrôle que je ne pourrai acquérir qu'à travers la connaissance et l'aisance orale. Je continue à dévorer les livres, m'en imprègne, la nuit. J'apprends à camoufler au maximum les angoisses qu'entraîne la maladie, vis le danger chevillé au corps de la voir débarquer au détour du quotidien, sans crier gare, dans la rue, en compagnie d'amies de classe...

— Bonjour, Valérie.

— Salut, Sandrine !

— J'ai oublié mon agenda : est-ce que je peux recopier le travail pour demain sur le tien ?

— Bien sûr...

(Bien sûr, bien sûr... attention, je sens que je dérape, elle ne doit pas s'en douter, cette amie qui vient de m'aborder gentiment, elle ne doit pas se douter que derrière mon sourire et mon regard attentif se trame une folie qui commence à monter, surgissant du bas-ventre pour diffuser jusqu'à la gorge des vaguelettes d'angoisse... La tentation de se laisser aller est grande, je me concentre de toutes mes forces sur la discussion qui nous occupe. Un étau m'étreint la thyroïde, vite, vite, ne nous laissons pas emporter !)

Le regard clair de Sandrine, à mille lieues d'imaginer la bataille interne, me sauve du pire. Je lui donne précipitamment le précieux cahier, lui envoie un sourire que j'espère serein et file me reposer, démarche hésitante et cœur chaviré.

J'ai gagné. Elle n'a rien remarqué. J'ai gagné, j'ai donné le change. Mais à quel prix !

Je ressens lors de ces victoires éphémères la sensation de m'être battue contre le mal, de m'en être extirpée grâce à une lutte quasi satanique que personne ne doit soupçonner...

L'ennemi est pervers, l'ennemi est puissant, l'ennemi possède un impact morbide indéniable, il se cache à l'intérieur de mon crâne. Il fait partie de moi.

Parfois, je peux le contrôler...

Un dimanche parmi d'autres.

— Dépêchons-nous, on va rater le début de la messe, allez les enfants, vite !

Dieu n'existe pas et on va tous mourir.

— Allez, du nerf, on va vraiment être en retard, j'ai horreur de cela.

Maman trépigne.

Dieu n'existe pas et on va tous mourir.

— On est obligés d'aller à l'église tous les dimanches ?

Maman prend l'air choqué.

— Evidemment, si tu considères cela comme une obligation...

— Non, ce n'est pas ce que j'ai voulu dire mais...

— Mais quoi ?

— Parfois je m'y ennuie.

Elle prend son ton le plus persuasif :

— C'est normal, je ne dis pas que toutes les messes soient passionnantes, il arrive cependant que l'une se révèle merveilleuse, voilà pourquoi il faut aller à la messe chaque dimanche, pour ne pas rater celle qui t'apportera quelque chose, peu importent les déceptions lorsque la grâce vous frappe.

Je ne trouve rien à répondre.

Peut-être a-t-elle raison.

Dieu n'existe pas et on va tous mourir.

Jamais je n'ai avoué à la famille la phrase qui me venait à l'esprit à l'orée des crises. Cela leur aurait fait de la peine.

Je me calque sur le pas des parents, nous nous dirigeons tous à grandes enjambées vers la paroisse. Nous entrons dans l'église, les visages de papa et maman se modifient, laissant transparaître des émotions très différentes, presque contradictoires, papa se courbe, son expression se fait grave, il joint ses doigts contre sa bouche, ferme les yeux, paraît s'abîmer dans la contemplation d'un monde intérieur, il a l'air de se concentrer, de rechercher le détachement, pour un peu on croirait qu'il dort, les autres n'existent plus, il prie ; maman a relevé la tête dans un élan de joie, visage qui frémit d'ardeur, s'illumine soudain, elle se donne dans la religion physiquement, passionnément.

L'un semble absorber le sermon tandis que l'autre l'irradie.

Ne cessant de contempler les parents à la dérobée, je me demande : et moi ? Que dois-je ressentir ?

Je ne sais pas.

« Dieu n'existe pas et on va tous mourir.

« Seigneur, pardonne-nous nos offenses comme nous pardonnons aussi à ceux qui nous ont offensés.

« Où es-tu ?

« Peux-tu m'aider, Toi, l'Amour absolu ?

« Je ne te vois pas, me vois-tu ?

« Devines-tu à quel point j'ai peur de mourir ?

« Est-ce normal, Seigneur, de craindre autant la mort ?

« Et si tu n'étais qu'une illusion créée de toutes pièces par les hommes pour apaiser leurs angoisses...

« Je ne sais pas.

« Où demeures-tu, je te sens si loin.

« L'amour guérit tout, dit la religion.

« Celui des parents ne me guérit pas, cependant ils m'aiment. Pourquoi ? Si l'amour de papa et maman ne peut m'éviter l'insupportable, le tien, Seigneur, demeure inutile.

« J'ai peur, Seigneur, peur du noir.

« Laisse-moi rester en vie le plus longtemps possible, si tu existes, tâche de m'aider un peu, peut-être est-ce trop te demander de me guérir, du moins permets-moi d'envisager l'avenir plus calmement.

« Il ne faut rien attendre de personne, n'est-ce pas ?

« Pas même de Toi.

« La maladie résiste à tout : aux médicaments, aux médecins, à l'immense tendresse des parents. A Toi.

« Il ne reste donc qu'une expectative : apprendre à ne compter que sur soi-même. »

La messe se poursuit, je m'éloigne... si différente... « Mes frères »... Je m'isole... « Donnons-nous la paix du Christ »... Je ne suis pas en paix.

Je possède pourtant tous les ingrédients pour avoir la foi : des parents croyants et aimants, une nature entière, ardente, éprise d'engagements forts, cependant, lorsque les crises surgissent, je me sens totalement abandonnée, désarmée, blessée et à bout de ressources, groggy tel un boxeur après un KO technique foudroyant, je suis à la fois mon seul allié et mon pire ennemi.

Cette maladie est-elle le fruit du hasard ?

Je ne crois pas au hasard.

Pourquoi dois-je parfois me transformer en ouragan ?

Pourquoi faut-il parfois que je me tabasse ?

La messe s'achève, je ne sais que penser.

J'ai treize ans et je ne comprends rien, la phrase fatale m'apostrophe régulièrement : Dieu n'existe pas et on va tous mourir.

Cela résonne plus comme un triste constat que comme une libération, et me fait souffrir, heurtant de plein fouet le climat catholique dans lequel je grandis, qu'il semble difficile de remettre en cause sinon secrètement et rongée de culpabilité.

J'ai treize ans, aucune clé à l'élaboration d'une telle pensée, le suspense reste entier et terriblement frustrant.

La foi est ineffable.

Les crises aussi sont ineffables.

La classe de quatrième marque justement l'avènement de la profession de foi.

Nous partons quelques jours en retraite où je me distingue des autres par ma sagesse et le désir de bien faire, je veux plaire à Dieu pour qu'Il me sauve, et je me sens prête à toutes les concessions. Alors que la plupart des filles de la classe voient là une occasion de se promener dans les champs pour faire des bêtises, je flotte dans un délire mystique : nous avons en effet ordre d'aller prier dans la nature, de méditer et de faire le vide dans nos esprits...

J'obéis à la lettre, m'agenouillant dans l'herbe, la tête dans le soleil. Généralement, je ne suis pas très douée pour la prière, je dois constamment me reprendre pour prier.

Et là, le miracle : oui, oui, je le sens, Il est là. Dieu m'appelle, Il m'appelle pour que je fasse partie de son troupeau. L'illumination.

Je suis paralysée d'horreur.

« Non, je vous en prie, Seigneur, pas ça, je n'en suis pas capable, je ne veux pas devenir bonne sœur, je n'y arriverai jamais, je ne peux pas renoncer à toutes les promesses de la vie. Pardon, pardon, ne m'en voulez pas trop. »

Accablée, je me précipite au dortoir du couvent et éclate en sanglots. Dieu ne peut rien.

La religion reste un immense point d'interrogation, un mystère. Bien plus tard, une amie épileptique me confiera que la phrase qui déclenchait ses crises était : « Dieu, ayez pitié de nous. »

Comme c'est étrange d'avoir ainsi mêlé Dieu à ces instants de terreur...

Vers le mois d'avril, je retourne voir monsieur A. à Necker.

J'ai l'impression d'être la seule patiente au monde à souffrir de cette infirmité, d'être une jeune patiente unique dans sa pathologie...

— Bonjour, madame, bonjour, Valérie. Alors, ce traitement, comment fonctionne-t-il ? Vous êtes sous Dihidan, n'est-ce pas ?

— Oui, répond maman. Mais Valérie a plus de crises et a beaucoup de mal à l'école cette année.

S'ensuit une discussion médicale à laquelle je ne comprends rien. J'apprends juste que je vais arrêter le Dihidan et passer à un nouveau médicament révolutionnaire, le Tégrétol.

Comme d'habitude, monsieur A. clôt la visite avec sa sempiternelle recommandation :

— Surtout, Valérie doit mener la vie la plus régulière possible.

Il insiste beaucoup sur la régularité, régularité dans la prise des médicaments, régularité du sommeil, régularité du rythme scolaire.

Régularité. Routine.

Je n'ose exprimer à monsieur A. ce qui m'agite intérieurement durant sa litanie de conseils, dissimule le fait que ces mots m'épouvantent, je les trouve aliénants.

C'est le contraire, monsieur, le contraire ! L'imprévisibilité des crises a développé une immense soif d'imprévu...

J'aurais aimé l'entendre conseiller :

— Prenez la vie à bras-le-corps ! Vous aimez l'aventure ? Eh bien vivez donc la vie comme une grande aventure !

Je me promets secrètement de le faire, de ne jamais tenir compte de ses avertissements.

La routine ?

Elle provoque les crises. Je n'ai pas ou peu de crises en vacances, je n'ai pas de crises dans l'action.

La routine... La routine de la mort, la surprise de la vie.

Régularité, répétition... Les malaises ont souvent lieu à table, lorsque je participe à un exercice rituel. Un peu comme si chaque refrain appelait une angoisse.

On me prêche une existence accrochée au quotidien, je sens que ce n'est pas comme cela que cette fatalité se désagrégera, il faut trouver autre chose.

# 7

Vendredi après-midi, l'instant de vérité du cours d'éducation physique. Moulées dans nos justaucorps rouges, nous nous dirigeons en file indienne vers le grand gymnase de brique. Les visages trahissent des sentiments variés : peur, joie, accablement, résignation, pour les unes les deux heures de gymnastique sonnent l'instant du triomphe scolaire, pour d'autres, la débâcle.

Entre les deux, le troupeau des moyennes s'efforce de concilier minimum d'efforts et résultats convenables. J'appartiens à la race des perdantes, myopes ou trop grosses, celles dont on se moque et que les apparences n'épargnent guère.

C'est un peu de ma faute, depuis longtemps j'ai démissionné des épreuves de force et garde les efforts concentrés sur le muscle essentiel à mon sens : la mémoire. Le reste n'a pas d'importance.

Maigre, voûtée, souhaitant rester noyée au milieu de mes congénères, je rêve de me transformer en élève invisible.

Jusqu'à cette année, j'ai presque accompli la mission impossible : ne jamais me retrouver importunée par le professeur et garder intacte ma place confortable de médiocre frileuse sans critiques assassines. Mais depuis la rentrée, le vent a tourné. Notre nouvelle professeur, madame K., ne présage rien de bon et semble dès le départ m'avoir élue comme tête de Turc. Les phrases désobligeantes pleuvent sans cesse, insultantes ; elle tourne en dérision la moindre de mes pirouettes et – affront suprême – rit des efforts pitoyables que je tente de fournir.

— Tu appelles cela un enchaînement ? C'est lamentable. Prends exemple sur Fabienne ou Stéphanie, elles savent, elles, exécuter correctement une roue. Tes jambes décollent à peine du sol, c'est pathétique.

Une colère sourde enfle en strates progressives, je ne trouve rien à répondre ; du reste, que puis-je rétorquer ? Je cache mes yeux sous ma frange trop longue. Si elle ne peut pas voir à quel point je la hais, du moins peut-elle sentir les ondes silencieuses qui se propagent jusqu'à sa stature de choc – cette athlète doit bien mesurer un mètre quatre-vingts.

Je l'observe, cherchant ses failles. Mène-t-elle une vie heureuse ? Son visage exprime souvent le dédain et l'impatience, ses phrases méchantes se déversent encore à mes oreilles. Si j'éprouve un respect craintif envers notre inquiétante professeur de latin, je me sens incapable de trouver le moindre bien-fondé à l'attitude de madame K.

A l'image de la maladie, je ne suis jamais dans le bon rythme, inapte à coordonner correctement les mouvements, trop rapide ou trop lente ; je souffre d'un perpétuel déficit de tempo, véritable contretemps ambulant. Je contemple avec une envie mêlée d'admiration certaines élèves s'envoler gracieusement sur les barres asymétriques qu'elles semblent à peine effleurer tandis que les jambes refusent de m'obéir.

— Ma pauvre fille, tu n'arriveras jamais à rien !

Genoux violacés, respiration saccadée, je retourne à l'extrémité de la file d'attente, grinçant entre les dents la rage contenue ; madame K., raide et cambrée, me toise de son regard méprisant, ses longs cheveux frisés ramenés en queue de cheval qui ne cesse de battre contre ses omoplates, confirmant ses invectives par autant de petits soubresauts vindicatifs.

Vendredi, jour honni, corvée et mise au pilori des rêveuses.

La nuit, j'imagine souvent des élans vengeurs, cordes lisses grimpées en deux secondes sous les yeux éblouis des compagnes, soleil exécuté sans fléchir sur une poutre devenue amicale, exercices au sol salués d'une ovation générale...

Et chaque semaine, en dépit d'une aide demandée auprès d'un éventuel ange gardien compatissant, le scénario des hurlements et des quolibets se reproduit.

Je ne vais pas me laisser insulter régulièrement sans réagir, et comme l'impertinence n'est pas ma qualité première, j'opte pour un repli stratégique longuement échafaudé : je décide de simuler une crise après chaque cours.

Je commence par expérimenter les représailles après le 1 000 mètres. Je me fatigue plus que de coutume, la rate au bord de l'éclatement, prenant mon air le moins normal possible. Bien qu'ayant renoncé à ma carrière théâtrale, je dois être un peu terrifiante, roulant des yeux dans tous les sens, respiration sifflante puis apnée, je dose machiavéliquement tous les ingrédients pour paraître à demi folle.

Au bout de quelques comédies répétées à de judicieux intervalles, je suis priée d'aller tranquillement me reposer dans la salle de classe et de ne plus paraître dans le gymnase, un vrai régal.

Tandis que mes compagnes multiplient les galipettes, je me repose voluptueusement en étude, griffonnant des hiéroglyphes sur le cahier.

Quitte à être différente, autant en profiter ! Certains petits caprices seront ainsi exaucés.

En général, je refuse cependant de me servir des atouts que pourrait offrir la maladie et préfère me fondre dans l'univers scolaire ou familial sans mises en scène douteuses, j'en souffre secrètement beaucoup trop, et dissimule les spleens sous des airs ironiques, voire un peu blasés.

La nuit, je m'éveille, sensibilité aux aguets, curiosité de chat.

Nos parents sortent souvent. En compagnie de ma sœur cadette, nous savourons alors la liberté de regarder les films du « Cinéma de Minuit » qui ne cessent de m'enchanter depuis leur découverte chez ma grand-mère, lorsque j'étais petite. Laurence semble plus placide et moins passionnée par les policiers et les séries B que je déguste, haletante.

Je contemple la télévision, yeux exorbités, bouche bée...

Vas-y, oublie-toi, disparais dans la magie de l'écran, laisse ton corps se désintégrer, mimétisme vers la fiction, éclate en feux d'artifice, pars dans les images, immerge-toi totalement, n'existe plus.

J'aime tant les films du ciné-club, la voix artificielle de Brion, la musique douce et mélancolique annonciatrice des bonheurs qui vont se dérouler sur un tapis voluptueux, visages de Taylor, Garbo, Leigh et Gable se superposant dans un splendide enchaînement.

Je me sens parfois au bord du malaise, sur la corde raide des troubles mal contenus, mélos, séries noires, peur délicieuse, inavouable, dangereuse, proche des symptômes de la maladie, cinéma, expression des émotions immédiates, versant solaire des fulgurants malaises.

Une scène me poursuit, imprimée, tatouée dans la rétine : film en noir et blanc, film violent. Une femme gît à l'hôpital, un gros plan dévoile son visage tuméfié par les coups ; les commissures de ses lèvres gardent des traces sanglantes ; son front disparaît sous un méchant œdème. Un homme survient dans la chambre et la contemple, plein de colère. On ne comprend pas très bien la portée de son regard ni de son silence. Lui en veut-il, à elle, l'héroïne maltraitée ? Est-ce le bourreau qui revient l'achever ? Une peur larvée nous guette, espérons qu'elle n'aura rien, l'homme semble dépourvu de tout sentiment de pitié. Il s'approche un peu plus, marmonne, menaçant : « Je me croyais malin... »

Puis il se penche lentement sur elle et, délicatement, l'embrasse.

Le contraste entre le visage meurtri de la jeune femme et la douceur du geste m'embarrasse, me perturbe plus que je ne le voudrais, je le trouve insoutenable : je jette un coup d'œil à ma sœur qui ne semble pas particulièrement émue ; je cache mon visage entre mes mains, mon corps commence à trembler...

Je ne saurai jamais le dénouement du film... Vie... Film sans explication... Ne comprends pas cet acte... Qu'on ne me touche pas, surtout !... Frôlements, attouchements... plus difficiles à supporter qu'un geste passionné... Peur... Réaction de brûlée vive... Affolée par l'effleurement, vision plus dure à supporter qu'une solide étreinte... Ne me touchez pas... Corps qui grésille, au bord du court-circuit... L'esprit m'abandonne, je suis folle, m'en vais, sombre dans l'absence.

Petit malaise.

Oui, petit malaise d'une minute à peine ; mais après, le cerveau se trouve réduit à un amoncellement de pierres en désordre.

Laurence n'a pas remarqué la minute d'inconscience.

Petite mort, infime, insoupçonnable et presque plus éreintante qu'une manifestation généralisée.

Mystérieux malaises, multiformes, déroutants, ils peuvent prendre trois colorations différentes :

Dans le premier cas, personne ne remarque le court-circuit ; durant une minute, le regard se fige, c'est tout. Puis je me « réveille », totalement et durablement amnésique, incapable de me souvenir des noms et prénoms des gens qui m'entourent.

Dans un deuxième cas, la maladie est détectable, les yeux se révulsent légèrement, les bras se lèvent un peu et je prononce quelques phrases incohérentes durant deux ou trois minutes. Ce sont les malaises partiels, les plus fréquents. Ils sont également accompagnés de longues amnésies – au moins une journée, voire plus pour récupérer les informations de base.

Troisième cas : la crise généralisée. La plus rare, elle

ne survient qu'exceptionnellement, reste souvent consécutive à un oubli de médicament ou à une forte fièvre. Elle dure plus longtemps, une dizaine de minutes ; contrairement aux deux autres, je ne la sens presque pas venir, n'éprouve pas ou peu ce que les neurologues appellent l'« aura », ce sentiment de réminiscence accélérée, de « déjà-vu » qui précède la venue des malaises partiels.

Elle me foudroie, rapide, sèche, me tombe dessus tel un éclair de tonnerre.

En général, le réveil est physiquement très douloureux. J'ai la langue en sang, le front et le crâne résonnent des coups que je me suis infligée en me cognant contre les murs – mais, mentalement, je me sens beaucoup mieux que lors des crises partielles et récupère assez vite l'identité.

J'ai d'ailleurs été sidérée par des témoignages récents d'épileptiques qui m'ont confié qu'on les emmenait aux urgences après une crise ; je n'ai jamais saisi l'utilité d'une telle démarche : la crise étant passée, pourquoi consulter un médecin qui ne pourra plus faire grand-chose ! Seule nécessité après un malaise, dormir pour récupérer, et je remercie maman de m'avoir épargné SAMU, hôpitaux et autres dramaturgies à mon sens plus paniquantes qu'efficaces.

Seule précaution que maman prenait, sur indication médicale : sachant qu'une fièvre de cheval m'exposait presque systématiquement à un malaise plus ou moins violent, elle gardait un stock de piqûres et n'hésita pas à m'injecter, en deux ou trois occasions, je crois, du Valium destiné à apaiser les membres tétanisés.

Elle vient seulement de me l'avouer, vingt ans plus tard.

J'aime ma mère infiniment, elle qui n'a jamais tenté de porter mes souffrances à ma place, n'a pas laissé la « toxoplasmose » envahir l'espace familial.

J'ai été choyée par des parents tendres et ouverts, mes frère et sœurs ne se sont jamais moqués de moi et ne m'ont pas fait supporter une quelconque acrimonie – au contraire, l'entraide régnait.

Pourtant j'ai vécu l'enfance comme un pensum, une douleur dont il fallait s'extirper au plus vite ; au sein de l'harmonie ambiante, un tumulte étrange et étranger grondait dans le corps.

# 8

— Valérie, comment vas-tu ?

— Bien, bien...

Mémoire mitée par l'amnésie, j'émerge d'une crise après un dîner.

— Quelle heure est-il ? Quel jour sommes-nous ?

— Il est 20 heures, nous sommes le 17 février.

— Merci.

Merci ma sœur qui s'appelle, s'appelle... Oh, la tête... Ma petite sœur... son prénom commence par un L... Laure... Laura... Lolo... Laurence.

Pourquoi ai-je quitté la cuisine dans laquelle nous dînions ? Allongée dans mon lit, le crâne tambourine et le corps tremble de tous ses membres, je suis glacée d'épuisement, lutte contre le sommeil, voudrais m'y abandonner mais, avant, place à la restructuration : le cerveau est transformé en salle de montage, des pellicules de souvenirs y traînent en désordre, épars et saccagés, il faut les recoller bout à bout, soigneusement, retrouver la cohérence du film réduit à l'état de lambeaux.

Lentement je fais sécher les ficelles de la mémoire, muscle inerte qui ne demande qu'à palpiter à nouveau, sors petit à petit du marigot.

Je suis vivante.

Famille, amis, médecins, les autres vivent avec l'idée de la mort.

Moi, je me bats contre elle. En permanence.

Vivre avec.

Vivre contre.

Ma différence se résume à un changement de préposition.

Alors que n'importe quel enfant apprend à se construire en sachant qu'il mourra un jour, lointaine échéance, je suis quotidiennement rappelée à son évidence. Elle surgit, tapie derrière un arbre, un écran de télévision, m'emporte, me malmène, me torture avec la régularité d'un métronome. Fiche signalétique : la mort. Noire. Fulgurante. Constante. Diapositive glauque qui s'insère dans le temps, le coupe sans raison, plan fixe inexplicable.

En grandissant, j'essaie de relativiser ces mystères en les enfouissant dans la poche des interrogations muettes, d'autant que l'horizon s'éclaircit : la troisième marque la plus délicieuse des revanches, en dépit des crises qui s'intensifient, je me hisse dans le peloton de tête, les cours de soutien et les incursions dans le Grand Larousse commencent à payer, j'acquiers plus de méthode (avec néanmoins des faiblesses en latin et surtout en mathématiques).

L'école devient un lieu agréable, un facteur d'insertion comme je ne l'ai jamais ressenti auparavant. Et ce en dépit d'une santé encore fragile : aux crises se superposent à présent des migraines insupportables. Lorsque je m'en plains à monsieur A., il accuse la puberté (les règles tant espérées sont enfin arrivées à douze ans, fierté imbécile de se sentir femme).

— Ça passera, ma petite. Au fait, vous avez quel âge ?

— Treize ans [coup d'œil du praticien à ma mère].

— Elle a ses menstruations ?

— Oui. Depuis un an.

— Bien, bien, mais ce n'est pas grave tout ça, c'est sans doute un léger bouleversement hormonal. Mettez-vous debout, mademoiselle. Fermez les yeux... et avancez vos bras vers moi... Oui, comme ceci. Bon, on ne modifie rien, le dosage des médicaments est correct. A l'année prochaine, en attendant, portez-vous bien !

Complètement écœurée, je dis à ma mère que je ne veux plus remettre les pieds à Necker, qu'il ne faut pas compter sur moi pour continuer la quête du Graal auprès des grands professeurs. Le sentiment d'être exhibée comme une bête de cirque auprès d'internes lugubres écoutant d'une oreille leur Monsieur Loyal me révolte. Je n'accepte désormais que les rendez-vous chez le généraliste de la famille pour renouveler l'ordonnance. Maman, qui en a sans doute aussi assez des attentes à l'hôpital pour pas grand-chose de concret, se range à mon désir.

Devenir une bonne élève me procure une immense fierté doublée d'un sentiment d'indépendance : malgré la toxoplasmose, j'assure. A treize/quatorze ans, je me sens heureuse. Heureuse et populaire. L'aspect effrayant des états seconds ne gêne plus la classe pour deux raisons : non seulement les camarades se sont habituées aux crises, mais encore il paraît évident qu'elles n'entravent pas la réussite scolaire.

Entre deux moments d'inconscience, je semble une adolescente vive, rapide, avec toutefois une tendance à se retrancher dans les rêves lorsque quelque chose l'ennuie.

J'apprends aussi à affiner la parade : je raconte la maladie de façon assez naturelle et légère : « J'ai la toxoplasmose ? Et alors ? » Je rassure mon monde. « Ce n'est pas grave, la preuve, je suis bonne à l'école. »

Cours de latin. La terrible madame M. rend les résultats de notre examen trimestriel.

Mon nom résonne, je me lève.

— Valérie : 14 [inespéré].

14, 14, 14, une note, une bonne note, c'est quoi, une note, le professeur est loin... loin... son visage... son menton carré... carré... carré... c'est quoi un carré... La classe... Je ne sais plus... Je ne les connais plus... Je ne connais rien... rien du tout... C'est idiot, une note... Au secours !... Je suis nulle... nulle... mais le monde est nul… non, il n'est pas nul… c'est moi… c'est de ma faute, de ma FAUTE, DE MA FAUTE ! ! ! JE NE SUIS PAS NORMALE, DIEU N'EXISTE PAS ET ON VA TOUS MOURIR !

Trou noir, gouffre, néant.

— Madame, madame !

— Quoi, Frédérique, cessez de me déranger.

— Madame, je crois que Valérie ne se sent pas très bien…

— Ce doit être à cause de sa note, laissez-moi continuer.

Madame M. lève les yeux par acquis de conscience et voit alors l'élève Valérie toujours debout, le regard flottant dans le vague, la moitié du visage qui tressaille et les bras qui font des mouvements un tant soit peu désordonnés. L'élève énonce des mots sans queue ni tête, avec quelques problèmes d'articulation. Pour la première fois de l'année, les autres écolières voient madame M. sortir de son carcan. Elle se précipite vers l'élève, lui tapote frénétiquement la main, enjoint une autre d'aller chercher du renfort à l'infirmerie – et vite –, doit en plus gérer la voisine de l'inconsciente, en proie à une crise de nerfs.

C'en est trop pour la majestueuse madame M. qui y perd – c'est le cas de le dire – son latin.

Après le cours, à ma stupéfaction, les filles m'entourent en riant :

— Tu l'as bien ébranlée, si tu avais pu la voir ! Accroupie près de ton pupitre en balbutiant « ça va aller, ça va aller », Frédérique sanglotait, elle l'a grondée, la pauvre, mais on sentait que le cœur n'y était pas, elle a failli s'évanouir, on a échappé à l'interrogation, un vrai miracle. C'est bien fait pour M. Le nombre de cauchemars qu'elle m'a provoqués, sans compter les fois où elle m'a fait pleurer… C'était génial de la voir perdre ses moyens. Tu ne pourrais pas refaire un malaise le jour du prochain contrôle trimestriel ?

— Je vous promets d'essayer !

J'ai vengé la classe entière de deux ans de tyrannie professorale en leur offrant la peur de madame M.

Une solidarité nouvelle se crée.

Les crises peuvent faire rire ! Elles peuvent même, à l'usage, ridiculiser un professeur...

— Dis, Sandrine, avoue, comment suis-je lors d'une crise ?

— Tu roules des yeux dans tous les sens, ta bouche part de travers, tu dis n'importe quoi, tes bras s'élèvent un peu, comme si tu cherchais à t'envoler [Sandrine mime la scène en louchant abominablement, bouche en crochet X et mouvements du corps dignes d'une sarabande de singes].

— C'est gracieux !

— Pas vraiment, mais tu es assez drôle, finalement. Surtout lorsque tu te mets à délirer et à raconter que des oies sauvages sont accrochées au plafond de la classe.

Nous éclatons de rire.

Grande découverte, je m'empare immédiatement de cette arme : si tu ne veux pas que l'on se moque de toi, Valérie, devance les réactions et pratique la dérision. CQFD. Le regard des autres a changé, je découvre une nouvelle ruse, celle de l'humour pour apprivoiser l'entourage.

Mieux vaut être bouffon que victime, j'aime de plus en plus l'univers scolaire qui me fait relativiser la « toxoplasmose ».

Que de chemin parcouru depuis ce jour d'enfance où j'étais rentrée en larmes à la maison parce qu'une petite camarade de classe m'avait éjectée d'un cercle de jeu au cri de : « Ah, non ! on ne joue pas avec toi. Tu es malade, tu vas mourir bientôt... »

En revanche, je ne fais preuve d'aucun humour lorsque je suis en famille. Autant j'accepte de bon cœur les blagues des camarades de classe et plonge dans la légèreté dès que je franchis la porte du lycée, autant je crois que je n'aurais jamais toléré la moindre tentative de dérision de la part des parents – à la rigueur des frère et sœurs, à l'extrême rigueur.

Papa et maman doivent considérer la maladie...

Ne doivent pas la considérer du tout.

Je leur interdis d'en parler, en drôlerie comme en drame, ils semblent avoir confiance en moi, dans leurs yeux je ne veux lire que la normalité.

Les angoisses n'ont pas disparu comme par enchantement, elles restent vivaces, les insomnies se multiplient – ma mère prétend d'ailleurs que je les amplifie volontairement.

— Tu le fais exprès !

— Comment peux-tu croire que je recherche la privation de sommeil ! C'est accablant, je rêve de dormir.

— Alors explique-moi pourquoi tu te plonges dans des livres d'histoire ou des romans policiers dont tu sais parfaitement qu'il te faudra les achever avant de pouvoir fermer l'œil, lis des ouvrages ennuyeux et complexes, au moins cela t'épuisera.

— Il se trouve que je ne lis pas que des romans policiers !

— [Voix résignée.] Valérie, je crois que tu ne peux pas dormir parce que tu ne veux pas dormir.

Je refuse de tomber dans le puits : le sommeil me prend toujours au dépourvu, j'excite en effet le cerveau des heures durant, travaillant la réflexion, analysant les phrases, vivant les situations romanesques pour mieux me protéger de l'inconscient.

Vers 1 heure du matin les paupières s'alourdissent, le corps se crispe dans d'ultimes retranchements, je me cramponne à ma nervosité, arc-boutée avant le relâchement final des membres, je m'endors toujours en serrant l'oreiller.

Oui, je crains le sommeil, antichambre de la mort, perte de mémoire, crise en puissance.

Je me trouve dans l'impossibilité d'expliquer à maman le désarroi face au sommeil, c'est mon danger, je n'ai pas le droit de lui faire peur.

Le 10 janvier 1979, j'ai – enfin – quatorze ans. Je suis un triste capricorne, signe sec, froid et ambitieux avec pour parrain David Bowie et Marlène Dietrich. Consternant. Chaque fois, on nous fait miroiter dans les horoscopes que nous sommes le feu sous la glace, des rigoristes puritains avides de plaisirs en catimini. Des austères qui déchaînent leurs turpitudes dans le secret. Des rancuniers. Des radins. Une calamité. Rien à voir avec le programme mirobolant que j'ai patiemment élaboré durant ces années d'enfance, axé sur la Passion en P capital et sur l'émerveillement éternel (en outre, naître début janvier est une déception répétée : personne n'a envie de faire la fête, les finances sont à sec et les foies défaillants). Non, je veux que la vie amoureuse soit solaire, limpide, extraordinaire ! Les parents se sont trompés, j'aurais dû naître en plein été et non sous les moroses auspices de l'hiver (l'idée d'avoir été conçue en Sicile m'apporte néanmoins un peu de baume au cœur).

Ces quatorze ans marquent le début d'une épopée vers la féminité, je me transforme à toute vitesse, on m'en donne seize, voire plus ; je mets les bouchées doubles à sortir de l'enfance ; le corps traduit de façon vertigineuse la volonté permanente de m'extraire d'un état détesté, je passe en quelques mois du stade de gamine à celui d'une jeune fille. Presque d'une jeune femme, je n'aurai quasiment pas d'adolescence physique, de mutation progressive, la mienne s'effectue brutalement sous l'impulsion d'un merveilleux coup de baguette magique.

Quatorze ans, l'âge du début des soirées entre copains de classe, l'ébauche des amourettes. Je me réjouis d'aller à la première fête chez des voisins (les parents m'accordent la permission de 11 heures).

Boum signifie danse, danse signifie flirt, flirt suppose beau garçon. Rapidement, j'en repère un dans la foule, pourvu de toutes les qualités : grand, brun, souriant, l'air vif. Je rôde, exécutant des cercles concentriques autour de sa présence... Il m'invite à danser et c'est l'ébauche d'une conversation. Il est en math sup., je mens sans vergogne, me prétendant en terminale. Il a un prénom d'archange, le teint mat et l'air rieur. J'en rajoute des tombereaux sur mon admiration (réelle) pour les esprits scientifiques ; lueur d'intérêt dans son regard qui coïncide avec le passage des slows.

Les impressions tactiles s'affinent, les tensions se désamorcent sur les épaules respectives, nous voilà mûrs pour le baiser. Ce baiser attendu durant toutes les années d'enfance, ce baiser censé me faire oublier les mauvais moments, ce baiser qui peut même m'absoudre, me guérir de la maladie (du moins en ai-je rêvé de nombreuses fois). Il me prend par la main, m'enlace... et brusquement, horreur, la crise se précise, pas le temps de le prévenir, elle me lance son jet de venin de sa sarbacane spatio-temporelle, je sombre. Catastrophe, mon plan est réduit à néant, je ne maîtrise plus rien...

Je me réveille dans ma chambre une demi-heure plus tard, sidérée de me retrouver dans mon lit.

Le lendemain, les parents me racontent juste que je suis revenue à la maison en compagnie d'un jeune homme, dans un état un peu exalté. Exalté, le mot est faible ! !

Je reverrai Raphaël par hasard dix ans plus tard, lors d'un dîner. Si je reconnais immédiatement mon séduisant voisin de table, lui n'a pas l'air très présent...

— Je crois que nous nous connaissons, non ?

Sourire mi-figue mi-raisin à mon entrée en matière, il ne semble pas pressé de lier conversation.

Sans me laisser démonter, je continue :

— Mais oui, ça y est, je me souviens ! Je t'avais vu chez des voisins ! On avait un peu flirté, non ?

— Euh... Oui, si on veut. Mais tu n'avais vraiment pas l'air dans ton assiette [réponse murmurée du bout des lèvres].

— Je ne m'en rappelle pas très bien à dire vrai. On a dansé et après, le trou noir, j'ai eu un malaise, je ne sais absolument pas comment la soirée s'est terminée. Mais j'aimerais bien le savoir...

Silence. Il se fait un peu prier puis, à contrecœur, accepte enfin de me dévoiler la vérité : sur le coup, il a pensé que j'étais ivre. Ivre ! Je lui ai – paraît-il – débité un discours incohérent où il était beaucoup question de sexe. Hélas, il est vrai qu'à la puberté les crises (elles duraient cinq minutes avant le « réveil ») étaient devenues de plus en plus bavardes, je racontais n'importe quoi, de préférence des obscénités. Le subconscient capricornien qui se défoulait, sans doute. Bref, je lui ai dit des idioties qu'il a prises au pied de la lettre, et lorsqu'il me raccompagna, une fois dans ma chambre, je me suis jetée sur lui (ce dont je ne me souviens absolument pas). Il s'est retrouvé sur mon lit sans rien avoir demandé, effaré, et eut la peur de sa vie en voyant mon père en pyjama faire irruption dans la pièce pour vérifier que son enfant était bien rentrée, le regarder d'un œil noir, puis le jeter comme un malpropre.

Me voilà tardivement avertie, le premier baiser a donc sombré dans le tragi-comique intégral. Je m'en doutais mais pas à ce point-là. Ainsi me suis-je livrée sans retenue à des délires insensés… Un peu assommée par ces révélations, je reste un moment tétanisée, consumée de honte, puis j'oscille entre humiliation et humour. Quel gag épouvantable, quelle drôle de malchance ! Je grimace un peu et finalement, j'éclate de rire :

— Non, Raphaël, je n'étais pas ivre. J'ai juste eu une crise d'épilepsie.

Je dois avouer qu'il n'a pas eu l'air spécialement rassuré par cette explication.

J'aurais sans doute moins ri si j'avais appris le fin mot de l'histoire plus tôt…

Si je l'avais su tout de suite après, ma vie affective aurait pris l'allure d'une succession de déshonneurs.

Soyons honnête, j'ai tout de même appréhendé avec pas mal d'anxiété le baiser suivant : lorsque je renouvellerai l'exploit, mon ami de l'époque embrassera une statue de granit. Après des mois de cour dans les règles de l'art, j'aurai prévu l'endroit et l'heure, pas question de me laisser surprendre à nouveau par une excitation incontrôlable : l'événement a lieu au jardin public près du lycée, un après-midi succédant à une bonne nuit de sommeil, et j'ai pris soin de réfléchir à l'heure H durant les heures de cours. Je pense alors aux sensations que je vais ressentir, j'élabore les émotions auxquelles je devrai faire face, mon ami aura donc toutes les chances de s'exécuter dans les meilleures conditions. Cela manque de romantisme, mais il faut se montrer extrêmement prudente. Quand, enfin, je me blottis contre l'épaule du garçon, tout marche comme sur des roulettes, j'ai appris à maîtriser la spontanéité malvenue, et il ne sera sans doute pas ravi d'apprendre que je n'ai pensé qu'à une chose durant ce baiser : au marronnier du square.

# 9

Avec les années de secondaire vient la période des fêtes et des sorties en compagnie des amis. Période d'angoisse pour les pauvres parents : comment élever normalement une jeune fille sujette à des malaises imprévisibles ? Les médecins leur ont rabâché :

— Surtout, pas de différence. Elevez-la comme les autres.

J'imagine qu'après l'incident « Raphaël », ils avaient de quoi être échaudés. A leur place, j'aurais probablement vécu les mêmes tourments ; quel casse-tête pour trouver le juste milieu, se montrer suffisamment permissifs envers leur fille pour l'aider à s'épanouir, sans l'exposer au danger...

Ils limiteront les risques à leur façon : sans m'en avertir (Laurence vendra la mèche bien après), ils chargent ma sœur cadette de me chaperonner pour les sorties en boîte ou en soirée, tout en lui faisant promettre de ne jamais me le dire. Elle tiendra parole. Nous formons un couple contrasté, elle et moi : à seize ans, j'en fais vingt ; à quinze elle en paraît douze.

— Point positif de ta maladie, j'ai pu aller dans les fêtes avant toutes mes copines, me confiera-t-elle plus tard. Je ressemblais à une petite puce alors que tu étais formée depuis longtemps ! Les parents pensaient qu'en sortant à deux je te protégeais des garçons qui auraient pu profiter de toi – tu faisais beaucoup plus âgée que tes seize ans.

Lolo devient une habituée des nuits parisiennes tandis que je n'aime pas beaucoup sortir en boîte, trop gênée par la lumière des stroboscopes, le bruit et un début de myopie.

Je sens que les parents me font confiance grâce à la réussite scolaire, j'obtiens une marge de liberté inestimable grâce aux bonnes notes qui conditionnent alors les sorties et l'épanouissement. Du moment que je ramène des résultats honorables, ils me laissent beaucoup d'indépendance, une indépendance précieuse.

Solidement cadrée par la vie au lycée, encouragée et estimée, je retrouve un peu l'insouciance d'avant la maladie. La fréquence des crises diminue sensiblement, repassant à une par mois. Je prends soin de les noter sur mon agenda d'écolière, utilisant un graffiti représentant un éclair de tonnerre qui zèbre rageusement la page.

J'ai plus d'amis, mène la vie classique d'une adolescente. Et surtout, grande nouveauté, j'y arrive, la fillette qui dormait en cours et souffrait de sa solitude s'est transformée en adolescente globalement bien dans sa peau, pleine de vie, floraison de promesses, nouveau corps, harmonie de surface. Telle une baba russe je me suis construite en gardant l'ultime et minuscule poupée des peurs de la maladie encastrée dans un arrière-pays que j'espère invisible, masqué par le maquillage des apparences.

En préparant le bac de français, je tombe un jour en arrêt sur « Mon rêve familier », un poème de Verlaine :

*Je fais souvent ce rêve étrange et pénétrant*
*D'une femme inconnue et que j'aime et qui m'aime,*
*Et qui n'est chaque fois ni tout à fait la même*
*Ni tout à fait une autre, et m'aime et me comprend.*

Ces vers m'atteignent au cœur. Ils expriment le mystère des crises, l'impression diffuse de solitude et de contemplation, de fusion impossible et d'éloignement, l'acuité exacerbée de la conscience de l'autre, doublée d'une incapacité d'y répondre.

Autrui, soi, soi *et* autrui, les identités s'entremêlent puis s'anéantissent. Et les crises sonnent le départ vers un autre monde...

Je pense sur l'instant que Verlaine souffre peut-être, lui aussi, de « toxoplasmose »...

Je n'étais pas loin de la vérité, encore que dans son cas comme dans celui d'autres artistes il est difficile de faire la part des choses : se trouvait-il sujet à des crises d'épilepsie ou à des délires éthyliques ?

Peu importe, Verlaine comprend.

Il sait traduire la distorsion du temps, de la réalité, l'impression impalpable de mouvance dans l'instant immobile.

L'ennemi ne me complexe plus que par à-coups. Lorsqu'il surgit, je lui parle comme à un double malsain : « Tu veux me prendre ? Tu veux vraiment me violer ? Va-t'en ! Laisse-moi ! Laisse-moi vivre ! Tu ne m'auras pas, tu n'as pas le droit de me réduire en charpie comme ça, je te déteste, va-t'en immédiatement ! »

La vague grandit, grandit, menace d'exploser en raz de marée paniquant. Je calme le jeu : non, pas aujourd'hui, pas au milieu de cette réunion de copains ! En désespoir de cause, je la supplie : « Je t'en prie, je t'en conjure, arrête, ne me harcèle pas comme ça, éloigne-toi de mon cerveau, ne me laisse pas à la merci du ridicule et de la honte, ne me prends pas, ne m'achève pas, mais qu'ai-je donc fait pour mériter cela, s'il te plaît, par pitié, arrête, ARRÊTE ! »

Je donnerais tout pour la sentir reculer, ne plus supporter l'idée de gâcher un moment de partage, de complicité entre amis.

Je me cramponne dans d'ultimes retranchements, le regard devient flou, figé, ceux qui ne me connaissent pas peuvent penser : « Tiens ! Cette fille n'écoute pas. Elle rêvasse », tant mieux, s'ils soupçonnaient... S'ils soupçonnaient que derrière l'apparence de la rêveuse un magma bouillonne en crescendo, une lutte éreintante l'occupe tout entière dans une violence toujours renouvelée à laquelle elle ne s'habituera vraiment jamais.

Au final, lorsque j'ai à peu près réussi à dompter l'angoisse en répétant mentalement sans relâche mon identité (je m'appelle Valérie, Valérie, Valérie, j'ai seize ans, je suis en première au lycée de Boulogne, oui, c'est bien, c'est ça, je suis Valérie...), je prétexte généralement d'une petite voix « je me sens fatiguée, ne faites pas attention », et pars en titubant à la recherche de solitude.

Personne ne doit entrevoir la peur que je ressens.

Ces seize ans résonnent aussi du bonheur de vivre ce que je n'ai cessé d'espérer : le plaisir d'aimer et d'être aimée.

Je l'ai rencontré au mariage du frère d'une amie. Il a vingt ans et se prénomme Pierre. Coup de foudre réciproque, mêmes yeux gris-bleu, même air rêveur, même goût pour l'histoire et passion de l'art de la Renaissance, nous nous sentons bien ensemble. Pierre, étudiant en architecture, poursuit parallèlement aux Beaux-Arts une spécialisation en histoire de l'art, et nos incursions au Louvre restent pour moi des rendez-vous sacrés.

Doucement les barrières tombent, les garde-fous, fantasmes d'émotions contrôlées, se désagrègent, j'ai de plus en plus de mal à résister au charme de Pierre, les balades en amoureux se multiplient, romantiques, tendres, un peu désuètes. Je ne sais plus très bien où commence le rêve et où finit la réalité, mais les heures passées près de lui restent parmi les plus radieuses, privilège et injustice du premier amour qui semble toujours le plus beau.

Les moments dans ses bras sont si bons, si heureux que je ne peux m'empêcher parfois de craindre un éventuel désastre, la joie fait presque mal.

Je me souviens de marches hivernales aux Tuileries accrochés l'un à l'autre. Littéralement engluée dans son imperméable, j'avais l'impression d'être sa siamoise.

Je n'arrive pas à croire totalement que je puisse inspirer un tel sentiment de douceur, ne libère la confiance qu'au compte-gouttes, perplexe, émerveillée et incrédule.

Les rapports avec Pierre se situent au-delà du jeu de la séduction.

Cela ne m'était jamais arrivé, quelques flirts mineurs les derniers temps, mais pas ce sentiment sérieux, irrationnel, impossible à limiter.

Je me sens complètement submergée, dépassée par cet amour, j'en ai rêvé toute l'enfance, et lorsqu'il se présente j'éprouve une peur bleue, navigue entre envie de m'abandonner à Pierre et crainte de l'oubli de soi. Deux voix se mêlent : l'une chuchote que je vis un moment exceptionnel, l'autre rit de ma jeunesse et de ma bêtise – je les entends se disputer.

La maladie ne disparaît pas mais perd son caractère obsédant, je n'ai pas de crises en compagnie de Pierre, comme si le cerveau, mû par un ordre supérieur, s'interdisait de lui montrer ce handicap. Qu'importe de tomber un soir à la maison au milieu de la famille pourvu que Pierre et ses amis n'en soient jamais les spectateurs horrifiés ; je remercie la chance de m'épargner pareille humiliation en sa présence. Jamais je ne lui parlerai de la maladie, pour ne pas gâcher la magie de nos instants.

Lorsque je dois le retrouver chez lui, je suis prise tout au long du trajet de vomissements incoercibles, trac paralysant, déversant mon trop-plein d'émotion dans le caniveau, m'arrêtant au café pour demander d'une petite voix un Vittel menthe et des pastilles, prenant d'assaut son escalier, récupérant le souffle à chaque étage, calmant les mains, les doigts pour appuyer enfin, tremblante, sur la sonnette.

Lorsqu'il ouvre la porte, dévoilant sa longue silhouette élégante, mèche sur l'œil qui masque son regard clair, la maîtrise triomphe : je lui souris, heureuse, intimidée, faussement sereine.

Le cerveau n'explose pas, le cœur, lui, vole en éclats, trilles de joie, cascades d'émotions qui implosent à la chaîne, ondes de vie se propageant jusqu'au bout des doigts dès qu'il me touche.

Même couleur et forme d'yeux et, surtout, même regard, nos visions s'annuleraient presque dans une troublante similitude.

A une nuance près que Pierre, subtil, ne manque pas de remarquer :

— C'est curieux, tes yeux passent sans transition de la joie à l'inquiétude ; un instant tu sembles très heureuse et la seconde suivante la gaieté s'est envolée de ton visage sans raison apparente, comme si tu étais double et que deux personnalités s'entrechoquaient entre plaisir et peur. C'est à la fois très fort, rapide, fugace, presque concomitant. Tu crains quelque chose ?

— Non, pas du tout. Je ne sais pas, sans doute un peu de timidité à l'idée de te voir.

Il sourit, rassuré, m'attire contre lui.

Bouleversée qu'il ait saisi la vérité, je fais néanmoins tout pour le détromper – pas de toxoplasmose entre nous.

Quand je repars de chez lui, l'émotion me plie à nouveau en deux et je dois l'expulser.

Ce que je ressens pour Pierre me noie, je n'arrive pas à y croire, mon corps éprouve le besoin de payer ce bonheur inopiné.

Nous nous voyons durant un an au rythme d'une ou deux fois par semaine, il m'appelle souvent.

Je n'ose le déranger ou paraître trop accaparée par lui, pense que nos rendez-vous relèvent du miracle : habituée à ne rien attendre de personne, je garde une capacité d'enthousiasme toujours renouvelée, un sourire, un geste tendre font l'effet d'un trésor inestimable.

A la maison, tout le monde se moque gentiment de mes regards ahuris, absents, sourire extatique et démarche approximative, je suis sur la lune. Les parents contemplent les méfaits de l'amour sur leur fille d'un air attendri, narquois et vaguement inquiet.

A leur soulagement, les vacances d'été nous séparent, je suis envoyée en échange linguistique en Angleterre chez des amis de la famille. Le séjour se traîne en longueur, je reste hébétée, incapable d'apprécier à sa juste valeur la beauté de la Cornouaille. De retour à Paris, j'ai un malaise juste avant de revoir Pierre, trop énervée sans doute par les mois d'absence.

Lorsque enfin il ouvre sa porte... Immédiatement, instinctivement je sens que quelque chose ne va pas. Tandis qu'il me prend dans ses bras et m'embrasse, une voix murmure que cela manque de sincérité, sa demi-seconde d'hésitation ne pardonne pas.

Je tâche de ne pas écouter les signaux d'alarme, malgré les coups de fil qui s'espacent.

Les mois passent dans une incertitude difficile à supporter, j'ai l'impression d'être un animal de compagnie que l'on caresse avant de l'abandonner, que l'on pique de mille aiguilles insidieuses.

Pourquoi n'annonce-t-il pas clairement la fin de ses sentiments ? Ne pas savoir, ne pas comprendre, l'amour provoque les mêmes réactions que la maladie, on refuse de me dire la vérité.

Je maigris beaucoup sans pour autant cesser de me nourrir, brûlant les calories durant les nombreuses nuits d'insomnie. Les résultats scolaires en revanche explosent, je me retrouve en tête de classe durant tout le premier trimestre de terminale et m'en réjouis à peine.

Les malaises augmentent à nouveau, un tous les dix jours, inquiétude, incertitude, temps élastique qui s'étire, je compte les minutes, les secondes me séparant d'un hypothétique signal de Pierre, seul le travail m'accapare. Pour le reste je me sens perdue – difficulté de se battre contre le vent, amour fuyant, cerveau indomptable, sables mouvants...

— Pierre n'a pas appelé aujourd'hui ?

— Non. Calme plat.

Grise de désappointement, je simule une indifférence qui ne trompe personne.

Constatant le rythme des appels de moins en moins soutenu, je décide de prendre les devants et l'appelle, rongée par son silence, non-dit dont j'ai tant souffert dans d'autres circonstances médicales. Les faits ne parlent pas d'eux-mêmes, j'ai besoin d'entendre les mots, aussi douloureux soient-ils.

Lorsque Pierre les lâche enfin, je reste anéantie. Il a attendu trois mois pour me dire la vérité et me propose son amitié. Devenir son amie après les heures passées en faction près du téléphone à mendier un geste, un appel, à se miner lentement.

Le corps pèse brusquement son poids en béton. La voix de Pierre se fait lointaine. Je voudrais hurler. Au lieu de quoi je m'entends rétorquer :

— Si tu veux. Restons amis. Bon, eh bien, au revoir.

Sans pleurer, pantelante je me traîne jusqu'à ma chambre, m'accroupis sur le sol et, prostrée, laisse la crise m'envahir : pour la première et unique fois je suis contente qu'elle arrive, elle va exorciser la peine intraduisible par des mots, le chagrin que je vais mimer, dans tout son chaos.

Les murs se mettent à bouger... Vite, évade-toi... Meurs... Les doigts se rétractent... Transforme-toi en animal... en minéral qui ne ressent plus rien... Pas même la douleur... surtout pas... Pierre, un nom minéral... qui s'effrite... du sable... J'erre... Océan de sable... J'étouffe... Expulse la violence... Ne la laisse pas te dévorer... Je perds mes moyens... Excitation des neurones, tangage, roulis, normal, le malheur, la réalité, c'est le malheur et la laideur, souviens-toi... Piqûre... Si tu bouges, on te tue... De ma faute... tout est de ma faute... On ne peut rien pour moi, personne ne voudra vivre avec moi... Seconde / éternité / néant.

J'ouvre un œil. Regarde la chambre, vierge comme un nouveau-né. Que s'est-il passé ? Je n'ai pas mal, lève un bras, grimpe sur le lit, fatiguée. Les souvenirs reviennent en pluie de glaçons, acides indésirables, je ne veux pas recouvrer la mémoire, refuse le chagrin et sombre instantanément dans un sommeil réparateur.

Une partie de la douleur s'est enfuie dans la crise, révélant un aspect positif de la toxoplasmose : agissant en lavage de cerveau, elle peut parfois permettre de relativiser une lourde affliction, et je ne cherche pas à soulever trop précisément les pans de la désillusion. La crise a agi en régulateur de mélancolie.

Rapidement, je me sens mieux.

Forçons-nous à étudier et à sortir, même quand le moral ne va pas fort, même si je ne souhaite secrètement qu'une chose : harceler Pierre quotidiennement de « tu me manques », de « j'ai besoin de toi »...

Non ! réplique immédiatement la voix interne, plutôt crever ! Ne jamais exhiber la tristesse, elle s'apparente aux crises, inesthétique, obscène, dégoûtante.

Cette maladie qui m'oblige à vivre en intégrant la fugacité des événements me renforce dans les moments difficiles, le temps glisse et se multiplie pour devenir une succession de présents immédiats, d'urgences : je ne sais pas ce que signifie le mot « futur ». La gageure maximale ? Réussir l'instant.

Je découvre un avantage à supporter ce fléau : il donne une certaine force (dignité ?) dans les mauvais moments.

Pierre s'évapore dans le tourbillon du quotidien, se dilue dans les efforts répétés pour l'enfouir très loin, au-delà des organes.

Les études scolaires se terminent sous le signe de la réussite ; arrive l'échéance du baccalauréat que je prépare fiévreusement. Je l'obtiens avec mention et un an d'avance, excellentes notes en histoire et – madame M. au final peut se réjouir de la pertinence de sa sévérité – en latin.

La joie des parents me transporte, les rapports sont restés très bons entre nous et, dès l'adolescence, j'ai commencé à attacher une importance croissante au regard de mon père. Nos relations sont empruntes de pudeur, de fort quant-à-soi et de confiance. Papa s'est toujours prévalu de toute ingérence ou dirigisme affectif, ses « je crois que tu devrais » ont plus de valeur que les ordres. Il me connaît et sait qu'avec mon esprit de contradiction il obtiendra de bien meilleurs résultats par la pondération.

Les parents ont tous deux eu l'intelligence en ce qui concerne la maladie d'accepter leur impuissance, leurs limites, ils n'ont jamais essayé de se l'approprier ou de la porter à ma place, et je leur en suis très reconnaissante. Je crois que j'aurais étouffé et me serais étiolée dans une atmosphère de trop forte protection.

Après la joie et l'ivresse des bonnes notes du bac vient la brutale décompression : je n'ai pas eu de crise durant les épreuves de l'examen, mais deux semaines plus tard, après un dîner en famille, je tombe au milieu du salon, en proie à de violentes convulsions. On doit appeler un voisin médecin qui me fait une piqûre pour détendre les membres contractés à l'extrême.

Les parents, très impressionnés, tiennent plusieurs conciliabules : ce n'est plus possible, il faut me remettre sérieusement entre les mains de spécialistes, la solution « généraliste » montre ses limites.

Ils se renseignent et entendent parler d'un célèbre neuropsychiatre, monsieur M. Maman n'insiste pas sur l'aspect « neuropsychiatre ». Peut-être répugne-t-elle un peu, inconsciemment, à m'envoyer chez un « docteur des fous »...

J'accepte d'aller le voir, mais, cette fois-ci, seule.

Monsieur M. reçoit ses patients en cabinet privé.

J'ai toujours fait attention à l'aspect des salles d'attente et des cabinets médicaux, je me souviens parfaitement de celui de Herr professor M. :

J'entre dans une pièce sombre, masculine et richement décorée. De lourds rideaux en velours vert d'eau garnis de pompons torsadés pendent aux fenêtres, les murs disparaissent sous des bibliothèques en acajou poli, et des tapis orientaux jonchent le sol. Dans un coin, derrière la chaise du patient, trône un divan noir. La lumière du jour jaillit d'une fenêtre située à gauche de la pièce, nous éclairant latéralement.

— Bonjour, mademoiselle.

Monsieur M., assis derrière un lourd bureau Empire, me fixe de ses gros yeux sombres.

— Bonjour, monsieur, heu... professeur...

Je détaille le « docteur des fous ». A première vue, un solide gaillard avec une tendance à l'embonpoint, sanglé dans un costume bleu marine et possédant une belle moustache noire qui orne un visage carré.

— Bien. Qu'est-ce qui vous amène ?

Je me jette à l'eau :

— J'ai des malaises.

— Et comment sont-ils, ces malaises ? Expliquez-moi.

— Voilà, ça m'arrive un peu n'importe où. Surtout à table. Ou devant la télévision. Plutôt le soir. Brusquement, j'ai l'impression que tout s'éloigne, non, en fait c'est moi qui m'éloigne... Tout m'abandonne. C'est très désagréable. Je perds mes repères, crois que je vais mourir, partir pour un autre monde. C'est comme un horrible vertige, et puis tout va si vite... Je ne sais pas combien de temps ça dure, je sombre dans l'inconscient. Après, je ne me souviens de rien.

— Vos crises d'épilepsie se déroulent à quelle fréquence ?

— En ce moment, une fois par mois. Quand ça va mieux, tous les deux mois.

Je mets du temps à comprendre l'importance du terme qu'il vient d'employer. Lorsque enfin j'enregistre le mot « épilepsie », le sol se dérobe sous mes pieds, mon crâne se fend en deux, je ressens une émotion cosmique.

Je sais ! Il dit la vérité ! Elle m'apparaît lumineuse, tragique, et curieusement rassurante. Je n'ai pas la toxoplasmose, je suis épileptique ! Je suis...

Je suis.

## 10

— Vous... vous saviez, n'est-ce pas, que ce sont des crises d'épilepsie ?

Monsieur M. m'observe d'un air songeur.

Je me ressaisis.

— Oui, oui...

Mais pourquoi donc faut-il que je dissimule l'ignorance ? Je ne peux tout simplement pas avouer à monsieur M. la réalité, les émotions semblent impartageables. Equilibrée à l'extérieur, hagarde à l'intérieur. Je ne peux pas, c'est impossible, c'est indicible, c'est trop fort, je refuse de lui montrer l'étendue des sensations contradictoires qui m'animent, ce mélange de colère contre le corps médical, de soulagement de pouvoir mettre un nom sur la crise et de stupéfaction. C'est trop extrême, cela ne sort pas.

A dix-sept ans, la vérité vient de me percuter.

Enfin, je sais. Je suis épileptique.

Pourquoi aucun médecin jusqu'à présent ne s'était-il donné la peine de me le dévoiler ?

J'ai besoin d'être seule ; j'écourte la séance et m'enfuis à travers les rues. Je néglige le métro, marche longtemps le nez en l'air, radieuse, survoltée, savourant la vérité, l'évidence toute nouvelle de mon état :

« Je suis épileptique, je suis épileptique, je suis épileptique, je suis épileptique, je suis épileptique, je suis épileptique... »

Non seulement le mot même de la maladie, mais les

verbes aussi ont changé : je n'ai pas de toxoplasmose, je suis épileptique ! Cela touche le fond de l'identité.

Je flotte au milieu de la foule, en lévitation : « Je suis épileptique, je suis épileptique... »

Je ne saisis pas les implications du mot. Je souris. Je sais. J'appartiens désormais à la grande famille des épileptiques.

Autant le terme « toxoplasmose » m'a donné l'impression de souffrir d'une maladie rarissime, déprimante et honteuse, autant l'épilepsie me conforte dans l'idée d'être un cas non isolé, sensation brutale de « normalité » dans la différence.

Epilepsie, épilepsie.

La résonance me plaît. Mélodieuse. Lancinante. Une mélopée.

*Toxoplasmose :* Toxo – toxico. Poison. Plasmose – plasma. Un mot sournois et vaguement répugnant.

*Epilepsie :* claque sous la langue, une sonorité dynamique, quasi enjouée. Evoque une excitation, une fulgurance, un scintillement.

Je veux bien être épileptique ...

Je quitte sans regret les habits de la toxoplasmose (je l'imagine peuplée de pigeons morts et de créatures dégénérées) pour endosser mon nouveau costume de lumière, ma nouvelle cape électrique.

Epi de blé, épilepsie, épi qui vibre dans la tête...

Je pense souvent en couleurs. Pour la toxo, le kaki domine, le marron pâle aussi. L'épilepsie, c'est rouge. Avec des reflets mordorés.

A nous deux, ma belle maladie ...

Ces passionnantes considérations esthétiques m'ont conduite jusqu'à l'appartement. Sans plus attendre une seconde je me plonge dans le dictionnaire : coincé entre « épilation » et « épilogue », le mot me saute au visage : « (du grec *epilêpsia*, attaque.) Affection neurologique qui se manifeste sous forme de crises violentes avec des convulsions, correspondant à des décharges encéphaliques bilatérales ou localisées, et pouvant s'accompagner de pertes de conscience ou d'hallucinations. Syn. Comitialité. »

Cela paraît assez clair. Je vérifie le terme « encéphalique » : « encéphale, ensemble des centres nerveux, constitués du cerveau, du cervelet et du tronc cérébral, contenu dans la boîte crânienne des vertébrés. »

Voilà qui semble bien plus excitant que la morne définition de la toxoplasmose : « Maladie provoquée par le toxoplasme, qui peut s'avérer dangereuse pour le fœtus lorsqu'elle est transmise par la femme enceinte. » Pas de quoi vous donner envie de lutter...

Tandis qu'avec une maladie qui a pour racine grecque le mot « attaque », tous les coups sont permis !

Dernière incursion dans le Larousse : « Comitialité = épilepsie (dite aussi *mal des comices*). » Les comices ? Je trouve trois définitions :

— « Poire à la chair juteuse » (abandonnons, difficile d'envisager un fruit en transe),

— « Réunion des électeurs pour nommer les membres des assemblées délibérantes, pendant la Révolution française » (cela pourrait aller...),

— « Dans l'Antiquité romaine, assemblée du peuple aux attributions judiciaires, politiques et religieuses. » Sans conteste, la plus gratifiante des explications. Et la bonne : les comices étaient interrompus lorsque l'un des élus venait à présenter une perte de connaissance (sans que sa nature épileptique soit évidente).

Imaginons une scène à l'antique : le serment des comices. Aux pinceaux, Delacroix ou Géricault. Sur fond de forum blanchâtre, les membres de l'assemblée, drapés dans leurs toges multicolores, tombent à la renverse ; les uns se roulent par terre, les autres tiennent leur tête entre leurs mains. Le ciel est rouge orangé, parsemé de corbeaux qui tournoient lentement. Sur le côté droit, deux femmes éplorées lèvent les bras pour invoquer les dieux.

J'en ai visualisé pas mal, des scènes de ce genre...

Valérie la Comice, descendante des Romains (ils sont

fous, ces Romains !), pasionaria révolutionnaire ou (pourquoi pas, après tout) poire à la chair juteuse.

Cette dernière possibilité m'inspire d'ailleurs une idée de cartoon à la façon d'une pâte à modeler animée qui s'excite soudain dans l'assiette dominicale d'un garçonnet terrifié. Scénario :

— Michel, mange ta poire !

— Mais maman, je n'ai pas faim...

— C'est une comice, mange-la, je l'ai achetée ce matin au marché exprès pour toi. Tu es insupportable.

— Mais...

— Si tu ne finis pas ton dessert, tu es privé de télé pendant une semaine !

Résigné, le petit Michel attrape sa fourchette et son couteau quand soudain, la poire se met à vibrer. Il ouvre des yeux ronds et veut hurler, mais aucun son ne sort de ses lèvres. La poire se balance d'avant en arrière et suinte tout son jus ; la peau commence à se fendiller par endroits. Michel déglutit et crie faiblement :

— Maman ! La poire est devenue folle !

— Michel, arrête, tu m'exaspères, ça va mal finir...

— C'est vrai, je te jure, crois-moi, elle bouge !

La mère arrête de laver la casserole du déjeuner, s'essuie les mains et se retourne en murmurant :

— La télé te détraque l'esprit.

C'est alors qu'elle voit la comice convulsée. Elle s'évanouit. Michel, courageusement, jette son dessert dans le vide-ordures et renverse son verre d'eau sur sa mère.

Le lendemain, Mme X, accompagnée de son fils, va faire un scandale chez le fruitier.

Voilà comment la découverte d'une maladie a provoqué cinq bonnes minutes de délire.

Pressée d'annoncer la grande nouvelle à la famille, je ne tiens pas en place, l'épilepsie tambourine dans le crâne.

Le sujet est abordé le soir même au milieu du dîner :

— Ah, au fait, Lili, comment s'est déroulé ton rendez-vous médical ?

— Bien, papa. J'ai appris quelque chose.

— Quoi donc ?

— Je ne savais pas que j'étais épileptique. Les malaises ne sont rien moins que des crises d'épilepsie, monsieur M. l'a affirmé.

Silence.

J'omets de poser la question subsidiaire qui brûle mes lèvres :

— Et vous ? Le saviez-vous ?

Papa a pris l'air très surpris, il semble découvrir le mot, maman a baissé les yeux, les relève enfin et sourit. Sourire prudent et regard douloureux. Elle sait. Je me sens incapable d'approfondir la discussion devant son visage faussement calme, dissimulant des années de crainte acceptée, de secret et de responsabilité. Le rideau se déchire, je réalise en un éclair de lucidité que l'angoisse, elle non plus, ne l'a pas épargnée en dépit de ses rires et de la confiance qu'elle s'est efforcée de m'insuffler : par un effet de miroir, elle me renvoie ce soir à mon propre camouflage, je perçois par ondes télépathiques les nombreuses interrogations tapies, accumulées derrière sa nature enjouée.

Elle savait, l'a gardé pour elle seule et a cautionné l'hypothèse de la toxoplasmose durant dix ans. Je ne suis pas sûre qu'elle l'ait avoué à papa, sans doute pour ne pas l'affoler : mon père semble sincèrement sidéré par l'annonce de la nouvelle.

Nous avons supporté seules deux boulets — elle, témoin direct, moi, sujet – sans gêner l'autre, unies par un souci de délicatesse, maquillage similaire. Je la contemple avec une solidarité et une reconnaissance nouvelles.

Elle m'a envoyée l'été à l'étranger en comprimant ses peurs de me savoir loin, m'a laissée sortir tard le soir malgré les dangers, elle a dû se sentir très isolée.

Je n'avais jamais réalisé à quel point, finalement, nous nous ressemblions dans notre désir d'harmonie, notre volonté de ne pas ennuyer les autres.

Peut-être maman, craignant la malveillance des gens,

refusait-elle de dire la vérité pour ne pas m'inscrire dans un ghetto de préjugés.

A mille lieues de lui en vouloir, par simple curiosité, j'aurais aimé lui demander :

— Pourquoi ne l'as-tu jamais dit ? Etait-ce par ordre des médecins ? Le mot « épilepsie » faisait-il si peur ? Pensais-tu me faciliter l'existence, permettre de meilleures chances d'insertion sans nommer la maladie ? Qu'est-ce qui t'as motivée exactement ?

Mais je n'ai pas envie de remuer la part de soucis et d'ombres dont je suis l'origine.

A quoi cela sert-il à présent ? J'ai été aimée, c'est bien là l'essentiel.

Le dîner se poursuit ; papa a jeté un imperceptible regard interrogateur à maman et nous enchaînons la discussion sur un sujet anodin, sans une explication.

Le flambeau est tacitement passé, j'irai désormais sans eux aux consultations médicales, les parents me laissent prendre les rênes de la guérison. J'aime cette réaction qui corrobore ce que je pense secrètement : je ne pourrai m'en sortir qu'à ma seule initiative.

La nuit de la révélation, je me retourne dans le lit sans trouver la paix : après l'ébahissement de la nouvelle vient l'heure des questions, des détresses et de l'indignation. Les médecins de l'enfance et de l'adolescence se succèdent sur le plafond de la chambre. G., le gros sanguin qui traitait maman d'ignorante, A., le mondain, mandarin entouré de sa classe me considérant comme un animal de foire, une otarie dressée au tour de piste devant les internes impassibles, enfin le généraliste de l'adolescence qui s'amusait à jouer au confesseur et m'infligeait ses rodomontades – alors, Valérie, la vie est belle ? Et les amours ?

Ils m'ont bien eue. Chacun à sa façon.

Ils ne se sont pas montrés à la hauteur de leur pouvoir.

Autant je conçois parfaitement à quel point cela

devait être difficile pour les parents de m'expliquer les choses, autant je ne comprends toujours pas pourquoi les médecins se sont montrés si elliptiques, mystérieux.

Aucun n'a fait le geste de se mettre à mon niveau pour me donner la clé de la maladie. Pour mettre un nom sur ma différence.

Ce n'était pourtant pas compliqué.

Je ressens un sentiment proche du mépris à la pensée de leur négligence et de leur irrespect non seulement vis-à-vis de moi mais également de maman, qu'ils ont laissée totalement démunie face au problème.

Je songe à nouveau à la peur qui m'envahissait à chaque consultation, les mots me coûtaient pour expliquer les crises mais je les prononçais, me donnais du mal pour les décrire le plus précisément possible : en dépit de la nonchalance affichée des médecins, je gardais l'espoir secret d'une guérison.

Non seulement ils ne m'ont pas guérie, mais encore ils m'ont dupée jusque dans l'identité de la maladie.

Oui, je me suis bien fait avoir.

Seule maigre consolation : aucune guérison n'est à mettre à leur crédit, je la tiens là, ma pauvre vengeance...

Incapables de me dire la vérité et inaptes à me soigner.

Vous ne pouvez pas vous targuer de m'avoir fait du bien.

Je me souviens des moments d'enfance durant lesquels je croyais n'être qu'une folle.

Ils m'ont fait culpabiliser pendant des années – simple d'esprit qui ne pouvait saisir les diagnostics médicaux.

La vérité ? Ils me l'ont tout simplement refusée.

Pourquoi ?

Je ne sais pas. Je ne souhaite plus entendre parler d'eux.

Je retourne une dizaine de fois voir monsieur M.

Sans grand enthousiasme. Bizarre, paradoxal : j'ai confusément reproché aux neurologues leur vision étriquée des consultations, leur légèreté, et lorsqu'un psychiatre me propose d'exprimer les émotions ou les chagrins, cela m'irrite.

Monsieur M., vous appuyez sur une plaie purulente que je n'ai brusquement plus envie de soigner ; grâce à vous un poids formidable a disparu, je ne suis ni folle ni atteinte d'une obscure infirmité, la clarté de vos paroles m'enivre, m'éblouit. Laissez-moi m'habituer un peu à cette découverte, l'enregistrer, la digérer, l'intégrer comme une plante carnivore et fascinante, laissez-moi la rendre belle. J'ai besoin de me familiariser avec elle, faire connaissance avec ce qui apparaît brusquement comme un élément constitutif de la personnalité. J'ai l'impression d'avoir vécu pendant dix ans dans un secret défense qui rendait le handicap difficile à cerner. La découverte tardive de sa réalité me fait basculer dans un autre aspect de l'identité, je suis épileptique, vous comprenez ? Je n'ai pas de malaises ridicules. Ma différence se nomme épilepsie.

Vous apportez la cerise sur le gâteau mais je n'ai aucunement la volonté de me dépouiller de tout ce que j'ai construit durant des années, cette armure d'insouciance et de gaieté. Vous avouer la crainte du regard des autres ? N'y comptez pas, je veux garder mes habits et continuer à les travailler en secret comme un petit tailleur, une coupe par-ci, une poche par-là pour mieux y insérer ce qui doit l'être. Ces parades m'ont d'ailleurs permis de vivre une adolescence somme toute heureuse. Vous les confier serait les abandonner, et je ne suis pas prête à franchir cette étape. L'épilepsie ? Je vais la brandir comme un nouvel organigramme. Ce sera le seul aveu, la seule vérité transmissible. Ses conséquences ? Top secret.

Cessez de farfouiller dans mon inconscient, de toute façon, vous ne pouvez pas comprendre. Je ne veux pas que vous compreniez.

Bien entendu je me montre parfaitement polie et bien élevée ; j'ai trouvé une bonne ruse pour dissimuler les sensations : paraître à tout prix l'adolescente la plus normale, la plus inintéressante de sa clientèle.

— Bonjour, monsieur.

— Bonjour, mademoiselle. Comment allez-vous ?

— Très bien.

Silence pesant.

— Je n'ai pas eu de crise, ce mois-ci.

— Bonne nouvelle !

A nouveau, silence.

— Je commence bientôt mes cours à l'Université.

— Ah ! Et qu'allez-vous étudier ?

— L'histoire de l'art.

— Vous aimez l'histoire ?

— Beaucoup.

— Est-ce important, pour vous, le rapport au temps ?

Terrain glissant. Il va vouloir parler des crises.

— Pas spécialement [mensonge].

— A quoi pensez-vous, là, à l'instant ?

— Euh... à la file d'attente des inscriptions à Paris IV.

Je verrouille comme je peux la discussion et le pauvre homme reste là à se battre les flancs pour tenter d'aborder Le sujet. Peine perdue, je continue à peaufiner l'image d'une étudiante sans histoires. Au bout de quelques mois, je m'enfuis lâchement. Je n'ose lui dire que je ne reviendrai pas à la prochaine séance et pars sur un « au revoir » mal assuré. Son désir de me dire la vérité est bien mal récompensé : je refuse de me livrer. C'est trop tôt. Ou peut-être trop tard.

# 11

Un jour qu'avec Pierre nous arpentions les salles du Louvre, une voix surgit d'un attroupement :

— Regardez bien ce tableau, ce qui se déroule devant vous est passionnant. Vous voyez ce sage petit jeune homme bien habillé, ce gandin qui se concentre sur son jeu de cartes. Observez donc comment il va se faire plumer par le personnage de gauche...

Un guide racontait à l'intention des touristes *Le Tricheur à l'as de carreau* de La Tour, et nous restions suspendus à ses lèvres.

Son enthousiasme enflammait la toile, qu'il rendait vivante à la manière d'un roman policier.

Je n'ai jamais oublié cet instant durant lequel je me suis dit : voilà ce que je voudrais faire plus tard, devenir guide de musée.

Comme lui. Pas comme ceux dont la voix monocorde vous endort et vous dégoûte de l'art.

Il était extraordinaire, la salle entière vibrait à son contact, il possédait le don de conteur.

Comme lui, devenir acteur et metteur en scène au service des œuvres d'art.

Si la maladie disparaît, je m'y donnerai corps et âme, me suis-je promis secrètement, à seize ans.

Baccalauréat en poche, je m'inscris en histoire et

archéologie à la Sorbonne, pensant au guide et à Pierre, aux meilleurs moments.

Durant l'année de terminale, j'avais imaginé une vision idéale des cours à l'Université, naïve et complètement illusoire, bouillonnements d'idées, brouhahas dans les couloirs, travail en équipes, partage...

Pendant un an, je ne fais rien. Absolument rien.

J'erre comme une âme en peine dans les couloirs de la Sorbonne, incapable de me souvenir des rares heures de cours obligatoires, noyée par cette liberté toute nouvelle, inapte à organiser les heures de travail. Je ne sens aucune solidarité, aucun travail d'équipe, le vide. Aller toute seule à la bibliothèque ? Quelle tristesse...

Le programme a débuté par la préhistoire : des cours abominablement scientifiques, je ne garde pas le souvenir d'avoir enregistré quoi que ce soit.

C'est ça, la vie estudiantine ? Des amphis peuplés d'élèves aux âges indéterminés ? Je suis affreusement déçue.

L'enthousiasme retombe avec sa brutalité coutumière, l'élan se brise devant le constat, ces études supérieures nimbées du halo de solidarité et d'échanges intellectuels n'existaient que dans ma tête ; noyée dans la masse des DEUG, je perds pied, n'arrive pas à dépasser la sensation de désenchantement qui m'envahit peu à peu.

Je ne retrouve pas chez les illustres professeurs la passion du guide qui m'avait tant marquée. J'ai besoin d'intensité, ne la trouve nulle part, j'imaginais des professeurs dans la lignée de Malraux, pas ces hommes et femmes rigoureux, un peu secs, impartiaux, scientifiques dans l'approche de leurs cours. Aucune démesure dans la transmission de leur savoir, nul grain de folie ne transparaît, nous sommes obligés de nous conformer à un seul critère : l'objectivité. Pas de poésie dans notre travail, surtout pas d'éléments personnels, nous enregistrons les éléments architecturaux tels des robots bien huilés.

Je me sens incapable de faire preuve d'autant de sagesse et d'humilité, me démotive de jour en jour.

Se rajoutant aux cours à la Sorbonne, je choisis un enseignement d'égyptologie à l'Institut des hautes études, sous la houlette du professeur V., parallèlement à l'option d'épigraphie que je poursuis à Paris IV. J'entre dans une petite salle, genre salle de classe, avec donc peu d'étudiants. Rassurée par l'exiguïté de l'endroit (j'éprouve toujours des angoisses irraisonnées au milieu de la foule des amphis), je me sens très à mon aise. Les étudiants arrivent : première surprise, ils ont tous une soixantaine d'années, je suis nettement la benjamine ! Monsieur V. nous demande alors de nous présenter et je tombe à la renverse : monsieur X, soixante-cinq ans, trente années d'épigraphie. Madame Y, cinquante-huit ans, vingt-cinq années d'épigraphie...

Je ne sais plus où me mettre lorsque arrive mon tour :

— Valérie P., dix-sept ans... [Je baisse la tête.] Trois mois d'épigraphie.

— Ce n'est pas grave, mademoiselle.

Monsieur V. me regarde avec une ironie bienveillante.

— Nous vous invitons à rester parmi nous.

Il se tourne vers les autres « étudiants ».

— N'est-ce pas ? Nous vous aiderons. Le sujet de cette année est l'étude du complément d'objet direct, le sedjemnef, dans la phrase égyptienne.

Il nous distribue des polycopiés sur lesquels les hiéroglyphes, plus stylisés que jamais, s'enchevêtrent dans un mystère absolu ; à peine puis-je reconnaître ici ou là une chouette ou un ibis. Je tiens bon trois mois. Lorsque, par miracle, je tombe (une heure après tout le monde) sur le fameux sedjemnef, je hurle de joie : « Ça y est ! Je l'ai trouvé ! » et monsieur V. a toujours la gentillesse de me féliciter.

Après un trimestre des plus laborieux, voyant que la masse des polycopiés ne cesse d'augmenter, je déclare forfait.

Si les cours en Sorbonne ne sont pas nombreux, ils exigent une somme de travail personnel que j'ai complètement occultée : nous arrivons en fin d'année sans que j'aie fourni les efforts nécessaires pour engloutir le quaternaire, Lascaux, les Sumériens, Hittites, Elamites, Araméens, les Egyptiens et les Grecs, sans parler de la haletante option sur les différentes techniques de béton romain...

Prise au piège, perdue pour perdue, je vais à l'examen final gonflée néanmoins de ce fol espoir qui étreint les pires cancres.

Je ne me rappelle plus le sujet : un truc atroce, aux antipodes de mes espérances – j'ai révisé en tout et pour tout le Nouvel Empire. La panne sèche...

Comment faire ? Refusant de rendre copie blanche, je décide de raconter une histoire qui mêlerait toutes les époques étudiées ; de toute façon je suis sûre d'obtenir un zéro, autant amuser le correcteur. C'est ainsi que Xerxès part chasser le tricératops sur son cheval Pégase, tandis que son épouse prie Osiris et que son fils fait la noce à Carthage...

Délire spatio-temporel, plongeons dans l'éclatement des dates, pulvérisation des événements ! Crise visualisée, scope multiplié...

J'aurais bien aimé connaître la réaction de celui ou celle qui tomba sur ma copie : se sont-ils étranglés de rire... ou d'indignation ? Je sèche l'oral, persuadée à juste titre d'être recalée.

Je n'aime pas étudier l'histoire de l'art : je l'ai su très vite, je ne possède ni la discipline ni la rigueur scientifique nécessaires pour parvenir à de bons résultats.

Bêtement, je n'ose pas en faire part à mon entourage et m'enferre dans de longues années d'études pour obtenir à l'arrachée une maîtrise en numismatique romaine (accordée avec un soupir fataliste).

« Quand on commence quelque chose, on le termine » : mon père nous ayant rabâché cette sentence, je l'applique parfois jusqu'au désastre...

A cause de l'épilepsie, je me lance des défis à relever,

des paris que je m'oblige à tenir pour ne pas passer pour une velléitaire.

Je me réinscris donc pour une deuxième première année de DEUG, peu motivée mais persévérante.

Je continue à beaucoup sortir, la nuit marque le début des découvertes, des rencontres amusantes. J'ai toujours l'impression de m'éveiller à minuit, de me sentir plus à l'aise à l'heure où les gens dorment.

Le succès du bac a relâché encore l'indulgence déjà grande des parents qui me laissent aller de fêtes en fêtes.

J'évite autant que possible les boîtes de nuit qui me fragilisent, la lumière des stroboscopes fait mal aux yeux et se révèle facteur déclenchant de crises. En outre, je ressens en boîte un sentiment d'ennui, de vide et de désolation, l'impression d'être obligée de devoir m'amuser, enfermée dans un écrin – une boîte – empli de mille solitudes différentes. Je n'aime danser qu'à deux, or dans la plupart des boîtes, on est seul jusque dans le mouvement.

Seule... Toujours seule... Dans une boîte... Enfermée dans la prison du vide... Amphis et boîtes... Seule dans la foule souriante... Je ne suis pas comme eux... Incapable de donner le change jusqu'au bout...Musique qui rassemble... Rythme qui m'isole... Seule partout, à la faculté, en boîte...

Honte de ma singularité... J'aimerais être comme les autres... impossible... Peur du bruit... éloignement... fusée qui décolle vers l'inconnu... Vite, foncer aux toilettes de la boîte... ne pas exhiber la détresse... m'enfermer... seule dans les toilettes... m'asseoir sur la cuvette... Calme-toi, maîtrise ta respiration, les poumons vont éclater sous l'emprise de la panique... Recompose-toi, vite, sauve-toi, tu vas bien, pense à la vie... N'aie pas peur, tu le peux, vas-y, souviens-toi de ce que tu es... Ne crains rien, prends soin de toi, toi seule le peut... Mets tes mains sur ta bouche et réprime le souffle trop fort qui expulse la conscience... Apnée, solution pour récupérer les bribes de pensée... ne plus respirer pour vivre...

Vas-y, calme-toi, sculpte le moule de l'identité en rentrant dans toi-même, voilà, c'est bien, c'est mieux... Rentre ta tête dans les épaules... accouche de toi... Retiens la vie, lutte, points par points... Tes cheveux sont châtains, tes yeux... bleus, tu as... dix-sept ans... tu es jeune... tu as... cent ans, non ! Tu es jeune... Regarde autour de toi... le carrelage des toilettes de la boîte... poignée de la porte... bientôt tu pourras l'ouvrir, sortir, tu auras gagné... J'ai envie de partir dans la crise, non, ne cède pas, reste vigilante, c'est dur, je sais, mais résiste à la pulsion de mort... reste parmi les autres... les autres qui dansent... tes semblables... Excite ta nervosité, faisceaux de nerfs qui te motivent, ils doivent tuer l'ennemi logé quelque part dans le crâne... Croise les doigts, tends ton corps, arc-boute-toi sur des certitudes, ne laisse pas le doute te manger dans le désordre de mille pensées confuses... Reste sûre de ta vie, de ton existence... On t'a donné la vie... tu es.

C'est bien, reste ainsi crispée sur tes postulats... Et maintenant que tu gardes ton cerveau entre tes mains, que ton corps en retient péniblement le trop-plein, relève-toi. Lentement. Fais face. Ouvre la porte. Bouge les yeux. Sors des toilettes. Traverse la salle calmement. Va directement au vestiaire sans parler aux amis qui t'accompagnaient, attention, tu le sais, le moindre aveu de ta fatigue te fera plonger. Tu vas peut-être les inquiéter mais tu n'as pas le droit de les avertir, chaque mot t'est fatal, dès que tu lis du désarroi dans les yeux d'autrui, tu t'enfuis vers le néant, personne ne peut t'aider, tu es trop fragile, porcelaine fissurée qui ne se reconstruit que dans la force de son intimité.

Prends ton manteau. Laisse un message au vestiaire pour dire aux amis que tu as dû partir. Demande calmement un taxi, retourne chez toi le plus vite possible. Dans une voiture anonyme, tu ne risques plus rien.

A présent, tu es arrivée sans encombre à l'appartement, cache ton visage dans tes cheveux : les parents, réveillés comme toujours lorsque tu sors, vont te parler. Ils ne doivent pas soupçonner :

— C'était bien ce soir ? demandent-ils.

— Très. Bonne nuit ! A demain matin !

Donne l'impression d'être légère et joyeuse. Tu as réussi. Ecroule-toi sur ton lit, réfugie-toi dans les oreillers qui te protègent grâce à leur douceur, dors, calme ta nervosité, relâche la tension accumulée par l'angoisse, tu as besoin d'une bonne nuit pour te reposer de l'énorme effort mental que tu viens de fournir.

Demain, tout ira mieux.

Si je me sens perdue en boîte de nuit, j'adore les soirées chez les uns ou les autres qui conjuguent deux plaisirs : la danse et le bavardage en compagnie des amis.

Entre deux brouhahas, lors de ces fameuses fêtes, j'exhibe la nouvelle fiche signalétique, la maladie spectaculaire se fond dans l'appareil de séduction, je la lâche au visage de tous, troublante, tourbillonnante vérité, Sésame douteux, confession indécente et mystérieuse, arme de séduction – jamais moyen de pression, il faut au contraire rendre ce boulet douloureux aussi limpide et clair qu'une bulle de savon...

Après quelques danses, je sympathise avec un garçon. Devant un verre, nous parlons études, loisirs, cinéma... Comme je suis curieuse, la conversation prend parfois un tour plus intime sans pour autant devenir de la drague. A un moment donné, je ne peux m'empêcher de lâcher, entre deux discussions sur un problème quelconque : « Je comprends. Tu sais, je suis épileptique » (suivi de beaucoup d'explications destinées à le rassurer).

Cette attitude a une double finalité : préventive (se souvenir de l'épisode Raphaël) et éprouvante ; s'il m'apprécie, il me prendra avec.

Alors que je suis incapable d'appeler au secours lorsque je sens une crise arriver, sachant que le moindre aveu de fatigue me laminera plus efficacement que si je le dissimule, je parle fréquemment de la maladie au quotidien.

Je teste ma normalité en riant de ce mal, en observant

si l'interlocuteur continue la carte du charme ou se rétracte ; l'épilepsie devient le baccalauréat des émotions, un examen de passage que je fais porter à tous sous une apparente gaieté pour jauger leur véritable intérêt. J'en attends une curiosité et une sympathie limitée ; surtout pas de pitié. Réponse souhaitée : « Cela ne se voit vraiment pas. »

Je caricature à peine, j'ai tant attendu la vérité que je m'empare de l'épilepsie pour la porter comme un étendard, abruptement – mais avec le sourire et, si possible, une bonne blague.

Les dix-huit ans approchent, synonymes pour moi d'affranchissement et d'indépendance, mais d'indépendance à ma manière : plus que jamais, la seule façon d'envisager l'avenir avant tout épanouissement professionnel se résume à : « Ils se marièrent et eurent beaucoup d'enfants. »

Très tôt je souhaite quitter la cellule familiale pour créer la mienne. J'en ai une image simple, idéale, faite d'humour et de complicité.

La vie à deux...

Tout donner pour bien la réussir, je pense qu'à cause de la maladie (maladie ou marque de fabrication ?), je dois donner plus que les autres, j'imagine qu'il faut payer le prix de mon infirmité par une perfection du sentiment.

Continuons à paraître la plus souriante possible : j'ai tellement peur de faire peur.

Un an plus tard, à dix-neuf ans, je suis fiancée.

Je l'ai rencontré à une soirée, chez des amis. Il m'aborde ainsi :

— Bonjour, je m'appelle Emmanuel. Je suis en deuxième année de dentaire. Je sais, ce n'est pas terrible, mais...

J'éclate de rire, cela change des médecins remplis d'importance qui tentent de me soigner !

Emmanuel dégage une grande douceur. Il parle peu,

semble secret et sérieux. Il s'exprime quasiment à voix basse, me paraît très introverti.

Pour des raisons différentes, nous manquons tous deux de confiance en nous : Emmanuel vient de perdre sa mère qu'il adorait ; son chagrin et sa solitude l'ont peut-être poussé à s'engager si jeune, à vingt et un ans, auprès d'une jeune fille qui semble son exacte antithèse. Au début, mon caractère apparemment joyeux paraît le stimuler.

A dix-neuf ans, pourquoi donc me suis-je mariée avec Manu ? Outre le fait qu'il me plaît, tout simplement parce qu'il me l'a demandé !

J'ai beau crâner en parlant de ma « belle maladie » et lui trouver des ressorts comiques pour la rendre supportable, elle me complexe horriblement. Je pense sincèrement, en dépit des succès auprès des garçons, que je suis invivable : qui donc voudrait d'une jeune fille capable de se transformer en gorgone toutes les trois semaines ? Je me crois ponctuellement monstrueuse, persuadée n'être aimable que pour une période donnée : un jour, un mois, un an. Pas une vie entière.

Sous l'enveloppe de chair, le petit démon — pourrissement interne — trottine d'un bout à l'autre des membres, je m'applique à le freiner, le somme de me lâcher. Peine perdue il est bien là, sale bête inaccessible qui me nargue et me fait parfois grimacer. Comment suis-je lors de ces crises, hein ? Affreuse, non ? Effroyable, c'est ça. Alors, qui voudra de moi ?

Je suis une zone inconstructible.

— Je veux passer ma vie près de toi, me dit-il un jour.

Son regard semble si doux...

Cela fait un an que nous sortons ensemble.

J'aime sa mesure, son aspect très maîtrisé, incapable du moindre éclat de voix. Il a beaucoup d'amis malgré ou peut-être à cause de son mystère, dégage en toute circonstance une grâce un peu distante, une timidité assez inhabituelle chez un jeune homme aussi beau. Il sait écouter, pondéré, lointain aussi, parfois.

J'aime certaines de ses qualités, mais est-ce à dire que je l'aime ?

J'occulte la vraie question, balaie les interrogations.

Il m'a choisie. Pour toujours.

En dépit de l'épilepsie.

Et je me jette aussitôt dans ses bras, transfigurée, rassurée.

Nous allons construire quelque chose de solide. Armés de notre amitié amoureuse et de notre jeunesse, nous nous engageons en pensant que notre modération nous protégera des illusions et des ravages que provoquent les sentiments excessifs ; nous croyons être sages, posés, pragmatiques, plus mûrs que nous ne sommes. Nous envisageons le serment comme un partenariat de deux personnes blessées qui croient à l'union dans le calme. Nous avons besoin de nous réparer, je souhaite tant constituer une famille pour m'aider à me construire et oublier les séismes...

Emmanuel se remet difficilement du chagrin d'avoir perdu sa mère, et je ne pense qu'à une chose : quitter la famille pour guérir. En dépit de l'affection et des attentions dont j'ai été comblée, je crois que je ne pourrai échapper à l'épilepsie que loin d'eux.

Nos parents, sidérés par notre décision, ne nous cachent pas leurs inquiétudes : nous sommes jeunes, inexpérimentés et inconscients.

A cela nous répliquons avec force que nous voulons construire notre couple et nous marier absolument. Venant tous deux de familles catholiques pratiquantes, l'argument religieux pèse un poids décisif dans les autorisations parentales. Je soupçonne les miens de penser qu'avec cette mystérieuse maladie et une nature un peu trop ardente, leur fille choisit la voie de la stabilité.

Une fois la date arrêtée, nous passons Manu et moi quelques mois de rêve.

Nous préparons la cérémonie religieuse dans la plus grande ferveur. Emmanuel se charge de toute la partie musicale tandis que je me plonge dans la lecture des Evangiles. Je choisis saint Marc.

Une question me mine : et si une crise surgissait durant la cérémonie ? Eventualité effroyable... mais pas improbable. Je visualise avec angoisse l'hypothèse de l'échange des consentements perturbé par une mariée brutalement foudroyée, inaudible et se cognant au prie-Dieu.

— Emmanuel, voulez-vous prendre pour épouse Valérie ?

— Oui.

— Valérie, consentez-vous à prendre pour époux Emmanuel ?

Silence. Un peu gêné, le prêtre répète la formule classique. La mariée ébauche de curieux mouvements de bras, ses lèvres s'entrouvrent dans un rictus muet, elle s'assied, se relève, regarde autour d'elle et murmure enfin à l'adresse du malheureux futur mari :

— Mais qui êtes-vous ?

Je ne me le serais jamais pardonné.

Deux solutions s'offrent :

— Provoquer artificiellement une crise quelques jours avant la date du mariage. J'y songe sérieusement, en effet, lorsqu'une crise arrive, elle est à cette époque suivie d'au moins trois semaines de répit. La provoquer ? Rien de plus facile : je n'ai qu'à boire des litres de café (la caféine, bien plus que l'alcool, sera toujours un facteur fragilisant), rester éveillée le plus tard possible durant quelques jours (le manque de sommeil m'est fatal), et « oublier » de prendre les médicaments (à supposer qu'ils servent à quelque chose, ce dont je doute secrètement).

— Me surmédicaliser le jour J, grâce à un cocktail roboratif de neuroleptiques particulièrement puissants.

J'opte finalement pour la deuxième solution et me marie dans un état voisin de l'hallucinatoire.

« Seigneur, fais que nous ne construisions pas notre vie avec fierté et hypocrisie mais avec franchise, amour et humour. »

Comme nous serons touchants à l'église, forts de notre extrême jeunesse et de notre prise de risque, naïfs donneurs de rêves.

Emmanuel rayonne de sa gravité et de son joli sourire, je flotte dans ma belle robe blanche.

Nous faisons tard la fête, puis partons deux jours dans le sud de la France.

# 12

Nous voilà donc mari et femme.

Si complémentaires, si différents, bébé couple au printemps de l'âge adulte, étudiants dépendants de leurs parents.

Ils nous ont prêté cet appartement dans lequel nous commençons à ranger nos affaires, intimidés, sous le choc de notre nouvelle intimité.

Mari et femme. Deux gosses perdus qui jouent à devenir sérieux, se donnant du mal, le cœur un peu serré de savoir que rien désormais ne sera plus comme avant.

— Où veux-tu mettre la télé ?

— Là-bas, près de la fenêtre.

Les mots sortent, artificiels.

Couple de cristal, plexiglas, couple appliqué et fragile.

Le désamour s'installe imperceptiblement dès les premiers jours de vie commune.

Comment fait-on pour alimenter une complicité au quotidien ?

Nous ne nous disputons jamais, ne parlons pas, sauf pour les tâches domestiques que nous accomplissons presque machinalement.

Nous jouons aux jeunes mariés sans conviction, effondrés par ce serment que nous n'arrivons pas à réaliser.

Emmanuel aime aller en boîte de nuit, fasciné par la

foule, le bruit et l'anonymat, j'ai horreur de cela et le laisse sortir seul.

Personne ne soupçonne notre incommunicabilité, notre malaise croissant ; nous ne nous embrassons plus en privé – et ce presque dès le lendemain du mariage –, mais en public donnons l'image dérisoire d'un couple tendre.

La douceur des yeux d'Emmanuel qui me plaisait tant a laissé place à une profonde tristesse.

Nous ne sommes qu'un mensonge ; il l'a réalisé avant moi, s'enferre dans les silences coupables. Je suis plus demandeuse d'affection, cherche à arranger les choses, à donner de la forme à ce qui n'existe pas.

Peut-être notre vie va-t-elle s'améliorer, il faut laisser le temps au temps, faire preuve de patience, accepter les différences, peut-être traduisons-nous le contrecoup ponctuel d'un engagement rapide, apprenons à mieux nous connaître et à nous estimer, laissons une chance à notre histoire...

Une année s'écoule, sans amélioration.

Côté santé, les crises font rage.

Elles désarçonnent Emmanuel, le choquent par leur soudaineté et par l'absurdité des réveils : il ne m'a jamais rien dit de méchant, de blessant à ce sujet ; cependant, lorsque je contemple son visage fermé une fois que je reprends connaissance, j'ai l'impression douloureuse qu'il les trouve pénibles à supporter. Sans doute veut-il les oublier au plus vite.

— Mais qui es-tu ?

— [Soupir.] Je suis Emmanuel.

— Emmanuel ?

— Emmanuel, ton mari. Tu as eu une crise. Ça va mieux ?

— Ah ! oui...

Deux minutes plus tard, à nouveau :

— Pardonne-moi, Manu, mais quel âge as-tu, déjà ?

Et ainsi de suite pendant une demi heure, une heure...

Emmanuel a beaucoup de mal à comprendre que l'épilepsie atrophie ma capacité à mémoriser les événements, il m'en veut de ne pas me souvenir de détails récents. Je peux me remémorer parfaitement des anecdotes lointaines dans le temps et oublier ce que nous avons fait la veille – temporalité hésitante, composite –, il trouve cela déconcertant, presque insultant.

— J'ai bien aimé la fête de l'autre soir.

— Quelle fête ?

— Tu sais, enfin, la fête de Patrick !

— Ah ! Je ne m'en souviens plus.

— Ce n'est pas possible, voyons, c'était il y a une semaine...

— Je te dis que je ne m'en souviens pas.

Voix sèche qui enterre la discussion. Il ne réplique plus rien et s'enferme dans un silence lourd de reproche ; Emmanuel peut rester des jours entiers à ruminer une colère qui n'éclate jamais. Nous partageons ce trait de caractère (ne pas exprimer verbalement le mécontentement). Mais Emmanuel se souvient de tout alors que j'oublie rapidement la cause d'un conflit, moins rancunière, plus inconséquente aussi.

Je continue d'exhiber l'épilepsie lors de rencontres avec de nouveaux amis, en groupe, à l'heure du dîner :

— Ne vous inquiétez pas si je prends un air un peu curieux parfois, c'est juste une crise d'épilepsie.

Epilepsie, ma lettre volée, épilepsie qu'il faut démystifier en autant de parodies, épilepsie, mal intime, plus je te mettrai en avant, moins on sentira ta présence : Harpagon dissimule sa cassette d'or, on ne voit qu'elle, eh bien je vais la projeter, l'épilepsie, l'anéantir dans la lumière...

Manu essaie de me persuader que je ne dois pas affirmer avec autant de naturel et d'indécence la maladie, cette façon de confier facilement et à n'importe quelle nouvelle amitié que je suis épileptique le met très mal à l'aise, contrarie son idéal de pudeur. Le sujet restera tabou entre nous. La seule réflexion qu'il me fait gentiment me peine plus qu'elle ne m'apaise :

— Tu ne devrais pas en parler ainsi. Cela ne regarde personne, tu sais.

Mordue au cœur, je ne réponds pas tout de suite. Il a peut-être raison mais je lui dénie le droit de frapper là où ça fait mal, de m'ordonner plus d'introversion à l'endroit le plus intime sans me questionner sur le pourquoi de cette provocation. Comment lui expliquer que l'épilepsie est un tatouage, une gastro-entérite que j'ai besoin de cracher dans un espoir fou de normalité ? J'ai trop vécu sans la définir, elle est devenue depuis la découverte de son existence un ennemi séduisant, vénéneux, infiniment troublant. Elle me fascine et m'humilie tout à la fois, elle coule toujours en moi, la rivière souterraine, mais elle n'est plus seulement honteuse, violente, paroxystique. Elle se pare de certaines couleurs esthétiques, poison exotique, mal sacré, j'entretiens de nouveaux rapports compliqués avec elle. Manu ne peut le saisir car je ne lui explique pas les sentiments qui m'agitent. Je me borne juste à rétorquer :

— Je brandis mon épilepsie pour mieux vivre avec, pas pour suggérer la commisération.

— Ce n'est pas très adroit.

— Bon. Je vais essayer de moins l'affirmer.

Cependant, non seulement je ne lui obéirai pas, mais la polémique ne sera dorénavant plus esquissée.

Il me voudrait plus réservée, je le souhaiterais plus réactif, nous ne nous acceptons pas.

Je pensais que son calme, son flegme allait agir en régulateur des angoisses et des tourments intérieurs, il n'en est rien, on ne sauve personne. Je me sens déracinée au milieu de ce couple bancal. L'unité de temps, de lieu... J'ai cru en la stabilité à deux. Qu'attendais-je vraiment de lui ? Peut-être plus de tendresse, d'intuition des insécurités dont il ne pouvait, à vingt-deux ans, percevoir la gravité.

Il ne savait pas – mon orgueil se refusait à l'exprimer – à quel point j'aurais souhaité qu'il me dise : je suis là. Juste cela. Qu'au sortir d'une crise, il me prenne dans ses bras pour m'envelopper, me sortir du vide, au lieu de détourner les yeux, m'infligeant cette claque mentale, « tu me dégoûtes », que j'ai toujours cru – à tort, sans doute – déceler dans son regard à la suite d'un désordre. Ce que je n'ai pas supporté enfant, la compassion, la douceur après la tempête, j'espérais qu'un homme fût capable de la prodiguer. J'attendais un « je t'aime malgré cela ». Cela qui refuse de disparaître.

Il était trop jeune pour saisir ces déceptions cachées derrière ma façade de fille extravertie, sans timidité, un peu trop cinglante et ironique par moments.

Et que cachaient ses silences ? Sans doute ses propres interrogations qu'il n'a pas non plus voulu me confier.

Rarement je me suis sentie aussi seule que mariée.

Les cours à la faculté ont repris, je me lie d'amitié avec deux autres étudiantes : Olivia et Libania. Olivia, souvent vêtue d'un tee-shirt marin, possède une voix rauque de fumeuse, un rire très grave qui contraste avec son visage de poupée pâle, des yeux noisette et de longs cheveux acajou. Elle prend beaucoup de choses à la blague, a choisi l'archéologie sans beaucoup de rigueur dans sa démarche. L'art participe chez elle à une esthétique de vie, plus ou moins floue. Libania, pas du tout : elle prévoit de travailler comme une forcenée pour devenir maître de conférence, évalue déjà l'effort qu'il faudra fournir pour passer brillamment la dernière année, elle sait que la sélection ne s'opérera qu'au bout de cinq ou six difficiles années d'études – et qu'elle n'en sera que plus sévère. Libania vient d'arriver en France. Elle a quitté le Portugal – l'Algarve – et nous en parle souvent. Petite, brune, féminine, elle s'exprime d'une voix fluette mais très déterminée.

En deuxième première année, je suis une UV de littérature comparée qui m'intéresse énormément : l'étude de Don Juan à travers les siècles. Que n'ai-je choisi des études de Lettres ! Notre professeur, visiblement passionné par son sujet, sait nous transmettre son enthousiasme. Contrairement aux cours mortels d'archéologie (quelle heure est-il ? Moins vingt... Quelle heure est-il ?

Entre moins vingt et moins le quart...), l'enseignement de littérature me semble toujours trop court.

L'examen final de cette UV se déroule dans le grand amphi de la Sorbonne.

Le sujet tombe : l'outillage de séduction de Don Juan.

Tout de suite je trouve le bon rythme, le bon tempo d'écriture, les phrases et les idées s'enchaînent naturellement, j'axe l'essentiel de la dissertation sur la mort, le travail coule avec une merveilleuse facilité, favorisée par les recherches régulières à la bibliothèque durant l'année estudiantine. Je sors au bout des quatre heures d'examen heureuse, excitée et insouciante, je sais que j'ai rendu un bon devoir.

Un mois plus tard, je croise le professeur dans les couloirs de la fac :

— Bonjour, monsieur.

Grand sourire.

— Ah ! Bonjour, mademoiselle. Bravo pour votre dissertation, vous avez fourni du bon travail.

Il continue son chemin. Bien, c'est dans la poche, mais n'oublions pas les autres examens à bachoter.

Le pire de tous va avoir lieu incessamment. Je ne me sens pas prête et panique. Dans la bibliothèque de la rue Michelet, un matin je rencontre Libania : casque lustré de cheveux noirs penché sur les ouvrages historiques, elle me paraît l'incarnation de la bonne élève ; son pouvoir de concentration me fascine, je n'arrive pas à détacher mon regard de son échine. Elle le perçoit et lève la tête :

— Valérie ! Cela fait longtemps que je ne t'ai pas vue. Allez, pause, allons prendre un café.

Nous nous dirigeons vers le gigantesque ascenseur. J'entre, elle reste sur le palier à me dévisager d'un air curieux :

— Es-tu heureuse, Valérie ?

Troublée, je réponds très vite.

— Mais oui, voyons... Je ressors de l'ascenseur.

— Non, Valérie, tu n'es pas heureuse. Garde tes sourires pour les autres, mais pas pour moi, non, pas pour moi. Si tu ne veux pas me dire ce qui te chagrine, ne le dis pas. Mais tu ne peux pas me mentir.

Libania, fine, subtile, volontaire, Libania de dix ans mon aînée qui reprend courageusement des études aux débouchés aléatoires après avoir exercé au Portugal le métier d'enseignante. Non, je ne peux pas lui mentir. Elle décèle trop bien les désarrois.

Je sens tous mes traits se plisser, se contracter sous l'effort vain de ne pas me laisser aller à pleurer. Libania me contemple toujours de son petit air sérieux et impitoyable. Je me mets brusquement à trembler :

— Non, je ne suis pas heureuse. Mon mariage n'est pas une réussite, nous ne nous entendons pas. D'ailleurs, tout va mal : je n'arrive pas à mémoriser les éléments architecturaux, jamais je n'aurai l'examen d'archéologie, je vais encore échouer, rien ne va, j'en ai assez, assez à un point que tu ne peux imaginer.

— Viens. Allons au café.

Libania se hisse sur la pointe des pieds pour passer son bras autour de mes épaules, je me laisse faire, bouleversée. Elle me traîne littéralement jusqu'au « Vavin ».

Le café me fait du bien et je me confie à mon amie ; tout y passe (sauf les conséquences des crises, Libania sait néanmoins que je suis épileptique), la fragilité du couple, l'angoisse de rater les études, de n'être qu'une bluffeuse bonne à rien, frêle youyou perpétuellement dépassé, ballotté par les événements.

— Tu sais, Valérie, ne t'en fais pas trop. Ton intimité, toi seule saura comment l'améliorer. Quant aux études, un mot : Rome.

— Rome ?

— Oui, il y a des bruits. C'est du sérieux. Rome va tomber cette année. Alors arrange-toi pour connaître à fond notre cours d'archéologie romaine.

— Tu es sûre de ce que tu dis ? Par qui le sais-tu ?

— Catégorique. Quant à mes sources, motus.

Elle se lève prestement (Libania est une petite puce qui évolue toujours avec rapidité), me lance un ultime clin d'œil et sort pour aller s'engouffrer à nouveau en bibliothèque.

Je travaille Rome, je ne travaille que Rome. Grâce à mon amie, j'obtiens la première année de DEUG.

Silence du couple qui perdure, désordres de ma santé. J'ai épousé un inconnu qui me paralyse, nous passons notre vie à nous fuir. Nous avons cru pouvoir nous épauler l'un l'autre dans un élan d'espoir. Pari perdu. Tu ne m'aimes pas plus que je ne t'aime.

Etudiants, nos parents nous aident à vivre : le sentiment de leur être redevable de tout empoisonne le couple, nous n'osons leur avouer à quel point nous sommes tristes ensemble. J'ai l'impression de me battre contre des moulins à vent, coupable vis-à-vis des parents, coupable vis-à-vis d'Emmanuel qui m'aurait souhaitée plus humble et plus discrète, coupable de trahir mes idéaux en pensant que le mariage n'est finalement qu'une vaste fumisterie.

En septembre, je vais m'inscrire en seconde année de DEUG à la Sorbonne, où une bien mauvaise surprise m'attend :

— Combien d'UV à valider ?

— Huit.

— Ah ! Désolée, madame, mais je n'en vois que sept.

— Comment ça, sept ?

— Oui. Vous n'avez obtenu que sept UV.

— Je ne comprends, pas, il doit y avoir une erreur...

Une bouffée de sueur glacée me coule dans le dos.

— Ecoutez, quelles sont les UV que vous avez passées ?

— Archéologie, histoire de l'Egypte, littérature comparée...

— Littérature comparée ?

— Oui, littérature comparée !

— Non. Vous n'avez pas obtenu cette UV. Ah ! Je vois ce qui s'est passé : vous êtes marquée « absente » à l'oral. Vous ne vous êtes pas présentée à l'oral.

Je reste interdite quelques secondes, catastrophée par la certitude que la responsable des inscriptions dit vrai : j'ai oublié d'aller à mon oral d'examen. Comment est-ce possible...

Je m'assieds sur les marches de la Sorbonne, pleurant de rage et de frustration. Cela n'arrive-t-il qu'à moi, cette faculté de rater les choses faciles ?

Je dois repartir une nouvelle fois pour le pays de Don Juan — je ne peux plus le supporter. Notre professeur m'accueille à son premier cours d'un :

— Mais que s'est-il passé ? Vous aviez obtenu une des meilleures notes à l'écrit ! J'ai essayé de vous joindre après les oraux, je n'ai rien compris.

— Je... J'ai oublié la date de l'oral.

— C'est la première fois que j'entends ça !

Ce que vous ne savez pas, monsieur, c'est que mon cerveau oublie beaucoup de choses... Mais ça, je ne vous le dirai pas. Je peux avouer aux copains que je souffre d'épilepsie (souffre, non, que je vis bien avec), pas à un professeur de faculté. Je souhaite garder l'image d'une étudiante anonyme.

Retranchons-nous derrière l'alibi de la distraction.

# 13

— Cabinet du docteur B. ?
— Oui.
— Bonjour, madame, je voudrais prendre rendez-vous pour une consultation.
— Vous êtes déjà venue ou c'est la première fois ?
— C'est la première fois.
— Je dois vous avertir que monsieur B. est très pris. Vous n'obtiendrez pas de rendez-vous avant.... Voyons... avant deux mois.
— Cela ne fait rien.
— Bon, quels sont vos jours disponibles ?
— Celui qui vous arrange, j'ai des horaires assez libres.
— Bien. Le lundi 4 mars, à 17 heures, c'est possible ?
— Très bien. Merci, au revoir, madame.

Je raccroche ; à vingt et un ans, une fois de plus je change de praticien, partant à la recherche du médecin idéal. Franck, le frère aîné de mon mari, m'a conseillé d'aller voir un de ses camarades d'internat, un certain M. B., jeune et doué.

Après une courte incursion chez les psychiatres, début 86, je réintègre le giron de la neurologie. Le fringant monsieur B. reçoit lui aussi dans son cabinet privé.

Première surprise en contemplant monsieur B. pour la première fois, je songe : « C'est un bébé ! » Le bébé en question doit avoir dans les quarante-cinq ans, mais je ne suis pas habituée à consulter de si jeunes médecins. Les précédents semblaient osciller entre soixante-cinq et soixante-quinze ans – en fait, ils en avaient probablement dix de moins mais paraissaient usés par les nombreuses années de mandarinat.

Monsieur B. ressemble par contraste à un présentateur de journal télévisé. Il faut imaginer ma stupéfaction devant cet homme élégant aux cheveux blonds et aux yeux gris, dont le visage s'éclaire assez agréablement dès que je franchis le seuil de son bureau.

— Bonjour, madame. Vous êtes la belle-sœur de Franck ?

— Oui, c'est cela. Bonjour, monsieur.

— Vous venez me voir pour un problème d'épilepsie, je crois.

— C'est exact.

— Votre épilepsie est de quelle nature ?

— De quelle nature, je ne comprends pas...

— Vos crises sont-elles partielles, généralisées ? Votre épilepsie est-elle temporale ? Frontale ? Non déterminée ?

Première nouvelle, il n'existe pas une mais des épilepsies. Je sens mes épaules se tasser un peu plus.

— Monsieur, je n'en ai strictement aucune idée. La seule chose que je sache est que je suis épileptique.

— Bon, ce n'est pas grave, je vais vous demander de faire un électroencéphalogramme pour la prochaine fois. Au fait, vous en avez peut-être déjà fait ?

— Oui, mais il y a longtemps.

— Combien de temps ?

— Je ne sais plus.

— Ça ne fait rien. En attendant, décrivez-moi un peu vos crises.

— Elles surviennent à peu près tous les quinze jours en ce moment. Mais c'est variable. Dans les périodes d'accalmie, je peux tenir un mois sans qu'elles ne se déclenchent. Elles surgissent souvent lorsque je suis entourée, rarement quand je suis seule.

— Mmh... Mmh... Les sentez-vous venir ?

— Oui. Je les sens arriver de façon assez curieuse.

— Expliquez-moi [monsieur B. possède une voix un peu envoûtante].

— Eh bien, brusquement, je ressens une panique qui monte : comme dans un film de science-fiction, je change sournoisement d'univers.

— Sournoisement ?

— Oui, sournoisement. Le point de départ est un souvenir. Par exemple, si je suis en train de jouer au Scrabble avec des amis, ce Scrabble évoquera alors une lointaine journée au cour de laquelle j'avais également joué à ce jeu ; cette réminiscence, bien loin de me faire rester dans la réalité, me propulse vers la crise, mes pensées s'accélèrent, j'ai de la peine à les ordonner, à les dominer. Ce phénomène de mémoire, extrêmement précis au départ, me précipite dans la plus grande des confusions. Toutefois la crise n'a pas encore vraiment démarré : il m'arrive de pouvoir contrôler cet instant d'angoisse, en allant me coucher par exemple – si c'est possible. Une crise, pour moi, c'est comme une fusée.

— Une fusée ?

— Oui. Une fusée à plusieurs étages. Premier étage : la réminiscence. Deuxième étage : le cerveau qui s'emballe et m'éloigne des autres. Troisième étage : la phrase clé. Quatrième étage : le trou noir. Cinquième étage : réveil et amnésie totale. Jusqu'au deuxième étage, la crise peut être évitée. Pas après.

— Le deuxième étage ?

— Oui, le deuxième étage, cette excitation du cerveau qui s'accompagne d'un décuplement du sens tactile. J'ai brutalement envie de ramper, de me jeter à terre, de marcher à quatre pattes, je me sens devenir un animal, mes mains, mes doigts fourmillent de sensations aiguës. C'est, paradoxalement, une minute d'hypersensibilité, de sensibilité douloureuse, de sensibilité de grande brûlée, tout contact avec autrui m'est insupportable durant cet instant.

Monsieur B. tripote sa moustache.

— Continuez, je vous prie.

— Lorsque j'arrive au troisième étage de la fusée, je

sais que je ne peux plus revenir en arrière. Une phrase s'imprime dans mon cerveau, elle sonnera mon départ. Cette phrase – toujours la même – déclenche le grand saut. C'est « Dieu n'existe pas et l'on va tous mourir ». Puis je sombre. Cette seconde de néant est horrible.

— Je ne trouve pas cela horrible.

— Ah bon ? Vous n'avez pas peur de mourir ?

— Non.

— Vous avez bien de la chance.

Il sourit.

— Continuez.

— C'est tout. La crise proprement dite ne dure que quelques minutes. Mes yeux se révulsent un peu, il m'arrive de parler – généralement des phrases qui ne veulent rien dire –, je cherche, paraît-il, « à ranger mes affaires » tout en effectuant des moulinets avec les bras.

— Quel est votre traitement actuel ?

— Je prends deux médicaments : du Tégrétol et du Rivotril. Un Tégrétol à chaque repas et un Rivotril le soir.

— Dormez-vous bien ?

— Non. Je suis insomniaque depuis la naissance.

— Depuis la naissance ? Tant que cela ?

Il sourit à nouveau.

— Oui, il paraît que j'étais un bébé infernal. Enfant, je me souviens de longues heures d'immobilité dans mon lit avant de trouver le sommeil. Maintenant, la quête de l'endormissement peut m'amener jusqu'à 3 heures du matin. En revanche, lorsque je dors, mon sommeil est imperturbable.

— Avez-vous essayé le yoga, la relaxation ?

— Non.

— Vous devriez.

Je n'ose lui avouer mon scepticisme : il me semble que les hautes luttes pour trouver le sommeil ont largement dépassé la solution relaxation.

— Bien. Vous allez faire un EEG. Et une IRM. Pour l'EEG, faites-la où vous voulez, il y en a à Necker ou à la Pitié, par exemple. Pour l'IRM, c'est un peu plus difficile, il n'en existe pas encore en France, la seule alternative est d'aller à Anvers. Je crois néanmoins que cela en vaut la peine.

— Je vous prie de m'excuser, mais qu'est-ce qu'une IRM ?

— IRM signifie « imagerie par résonance magnétique ». C'est un super scanner qui photographie le cerveau sous toutes ses coutures. C'est l'examen le plus précis à l'heure actuelle. D'autre part, je pense qu'il va falloir changer votre traitement.

Il sort son gros *Vidal*.

— On pourrait essayer... Moui... la Dépakine. C'est un bon médicament. Vous en avez déjà pris ?

— Non.

Je dissimule mon irritation : le côté « grand épicier des molécules » chez certains neurologues me paralyse. J'ai l'impression qu'ils tirent au hasard un médicament de leur chapeau, plus que jamais, la médecine ne me semble pas une science exacte. J'en tire d'ailleurs la conclusion qu'en matière de traitement de l'épilepsie, les praticiens paraissent quasi ignares.

Le docteur B. me fait une ordonnance de Dépakine, au revoir et à dans trois mois.

Durant ce laps de temps, j'effectue les deux examens. Tout d'abord, l'EEG. On décèle quelques manifestations électriques anormales lors du passage des effets stroboscopiques, localisées dans le lobe temporal gauche. Après la découverte de l'épilepsie à dix-sept ans, à vingt et un j'apprends que je souffre d'une épilepsie temporale. Cela précise le champ de recherche des professeurs – et accessoirement le mien.

Je pars pour Anvers subir l'IRM ; ma mère s'est aimablement offerte de m'accompagner (je n'ai pas mon permis de conduire et mon mari travaille ce jour-là). Nous tournons en rond durant des heures dans Anvers pluvieuse, à la recherche de l'hôpital, les personnes auxquelles nous demandons notre chemin nous regardent sans aménité et nous répondent en flamand. Nous tombons par hasard sur la clinique où d'aimables infirmières contrastent avec l'aspect revêche des passants.

On m'installe dans une immense salle au milieu de laquelle trône une sorte de « sarcophage électrique » ; je m'allonge à l'intérieur de ce caisson qui glisse lentement sous une voûte étroite. Bientôt c'est le noir total. Je ne peux rien distinguer mais entends une multitude de petits « clics » qui correspondent aux photos que l'on prend du cerveau. Je m'endors.

— Réveillez-vous ! C'est fini.

Un peu fourbue et désorientée (ou suis-je ? Dans la trente-sixième galaxie ?), je me relève.

L'IRM est décrété parfait. Ce qui ne cesse de m'intriguer. Question jusque-là informulée : comment un EEG peut-il présenter des anormalités alors que l'IRM n'a rien décelé ? Mystère, je serai très reconnaissante à celui ou celle qui m'apportera la réponse.

Je retourne voir le docteur B. qui s'empare précipitamment des examens – presque avec gourmandise –, les lit attentivement – avidement – en marmonnant dans sa moustache :

— Moui, bien... d'accord... c'est bon... moui... OK... bon... bien... mhmm.

Il lève les yeux – il semble étonné de me voir assise en face de lui, comme un être humain doué de parole et d'émotion.

— Bon. Tout cela est très rassurant. Il s'agit d'une toute petite épilepsie à peine décelable. Il sera intéressant d'effectuer un autre EEG dans un an.

Jusque-là il confirme l'attitude un peu nonchalante des médecins de l'enfance.

— Que donne... qu'avions-nous décidé, déjà ? Ah oui, la Dépakine. Vous avez eu des absences durant cette période ?

Que veut-il dire par « absence » ? Les crises, des absences ? Estomaquée, je n'arrive pas à répondre. Des absences ? « Absence » est un terme à mille heures des sensations que l'on éprouve lors d'une crise temporale :

peur, angoisse, violence, oui. Absence, non. Rarement le mot « crise » ne m'a paru plus approprié, tout comme la racine même du mot « épilepsie » : attaque. Peut-être les médecins parlent-ils d' « absences » dans une volonté louable de rassurer le patient, rendant polie cette affection quasi obscène.

Mais ce mot n'a tellement rien à voir avec la réalité qu'il qualifie que je me sens sur le coup totalement en porte à faux, décalée par rapport au monde médical. Nier la violence des crises me semble nier la maladie et augmenter encore le mystère, le vide qui entoure de tels états. Je trouve monsieur B. complètement hors sujet.

Absence...

« Pardonne-moi, mon chéri, je sens que je vais m'absenter deux minutes... Ne crains rien, je me mords juste la langue et je suis à toi. »

Absence... Absence, un mot bon pour rassurer les copains ! En compagnie d'un médecin l'heure n'est plus à la légèreté, il devrait le comprendre.

Je fulmine intérieurement mais réponds calmement à monsieur B. :

— Oui, j'ai eu quelques crises durant ce trimestre.

— Quelques ? Combien ?

— Il faut que je consulte mon agenda... trois.

— Donc une par mois. Avez-vous noté un lien avec votre cycle menstruel ?

— Non.

— Bien, nous nous reverrons dans six mois pour voir comment tout cela évolue. Vous prendrez votre rendez-vous auprès de ma secrétaire. Allez, au revoir, madame.

— Au revoir, monsieur.

Je sors de son cabinet furieuse, mais, lasse à l'idée de changer à nouveau de médecin, je décide de le garder, faute de mieux, et plus « aquoiboniste » que jamais.

Mon fantasme est de rencontrer un neurologue épileptique, lui pourrait comprendre la crainte, les états d'âme, l'oscillation permanente entre la peur de déranger, l'angoisse du ridicule et la provocation presque incontrôlable qui me pousse à affirmer l'épilepsie comme une nouvelle donne. Je doute toutefois que cela existe ; lorsqu'on en finit avec cette plaie, on a envie de fuir toute incursion dans le monde médical. Je rêve d'un dialogue imaginaire avec le ou la médecin qui saurait analyser les multiples problèmes, organiques comme psychologiques, qui les intégrerait comme un papier buvard pour me conseiller utilement, sereinement…

La vie conjugale s'érode en silence, je ne fais plus aucun effort physique pour plaire, paraître enjouée et gaie, laisse la vaisselle s'accumuler dans l'évier, le désordre envahir l'appartement dans la plus parfaite indifférence et garde le nez plongé dans un livre dès que mon mari rentre le soir. Il passe ses journées à travailler à l'hôpital, rentre, ressort.

Je sais que Manu est quelqu'un de bien qui ne m'aura jamais trompée en dépit des nombreuses sorties en solitaire, il s'en veut de s'être mystifié mais reste intègre et fidèle de nature, incapable de trahison.

Il semble sortir d'un roman de Saint-Exupéry, petit prince triste, dérouté par la réalité.

Lorsqu'une phrase l'atteint, son regard se voile et il se renferme dans sa coquille.

Moi qui rêvais tant de la maîtrise parfaite des sentiments…

La sienne me fait souffrir.

Notre seul point commun : la culpabilité.

Notre unique source d'épanouissement : les amis qui viennent souvent dîner chez nous, comblant le vide vertigineux du quotidien.

Au bout de deux années nous nous séparons sans cris, sans heurts, courtoisement, aussi calmement que nous nous sommes mariés. Ce n'était qu'un rêve, un simulacre qui nous a fait du mal, nous voulions un cadre pour nous rassurer, nous n'aurons pas su l'enrichir et le combler.

Emmanuel reste à jamais une énigme, un frère que je n'ai pas rendu heureux.

Il déménage rapidement, je reste dans l'appartement.

Je dérive...

Où se trouve la solution ? Manu s'est-il détourné de moi à cause de la maladie ? Suis-je capable de vivre à deux, suis-je aimable ? Que puis-je exiger de la part de l'autre, que dois-je attendre...

Je ne sais pas. Les idées se bousculent la nuit, maladie, isolement, rejet, est-ce lié ? Si j'étais normale...

Une Valérie normale ne se serait pas jetée dans un mariage inconsidéré, échappatoire devenu prison ferme, ne s'excuserait pas lorsqu'on la bouscule, ne parlerait pas à voix haute dans la rue, enfermée dans ses rêveries.

A quoi ai-je droit ?

Pour qui suis-je faite ? J'ai soif de confiance, de vraie tendresse, quelqu'un qui me regarderait sans crainte.

Je rêve.

Cela n'existe pas.

Cela existe mais ne dure pas.

Mes histoires d'amour, un an de bonheur, le reste...

Je me compare à un échafaudage auquel il manque une planche, qui s'écroule régulièrement et que je dois inlassablement restructurer, un, deux pilotis, identité fragile, croulante, toujours recommencer à zéro, chaque mois renaître, travail constant. Quand se rajoute à la fatigue la sensation d'avoir gêné son conjoint, la situation se complique encore douloureusement.

Pouvoir oublier la différence, se fondre dans la normalité...

Faire comme les autres ? Vraiment ? me répond la voix nocturne, veux-tu sincèrement ressembler aux gens dits normaux ?

Tu t'es mariée, c'est exact, pour t'insérer dans un cadre strict, mais tu l'as fait bien jeune, rares sont les filles qui se marient à dix-neuf ans ; n'est-ce pas plutôt une preuve d'anticonformisme ? N'as-tu pas en définitive une soif de vie trop exaltée pour le quotidien ? Ce mariage, l'as-tu envisagé comme une borne rassurante...

ou comme une grande aventure dont tu savais au fond de toi qu'elle était difficilement réalisable, peu mature ?

La réalité, la recherches-tu tant que cela ?

Tu doutes, raisonnes en permanence, cherches à analyser ton dysfonctionnement, mais le quotidien te séduit-il vraiment, au fond ?...

Peut-être n'as-tu pas les moyens de l'affronter.

Je ne sais pas.

Seule certitude, la solitude m'avilit plus qu'elle ne me renforce, j'ai besoin de partage.

Lorsque je m'endors – tard –, je fais souvent le même cauchemar : je dois entrer dans une maison. Elle n'est pas spécialement jolie, anodine, pavillon de banlieue blanc coiffé d'un toit en ardoises. Je pénètre dans le salon, pièce carrelée assez lumineuse mais froide, sans âme. Deux canapés en cuir noir se font face.

Je n'aime pas cet endroit.

Soudain un hurlement jaillit de l'étage supérieur :

— Non ! Arrête, je t'en supplie, arrête...

Je me précipite dans l'escalier et gravis les marches quatre à quatre ; les hurlements s'intensifient, je cours dans un couloir interminable, les mots raisonnent : « Pitié ! Pitié ! Non, pas ça ! » Je n'arrête pas de courir, affolée, le bruit se rapproche, des photos d'enfants sont accrochées aux murs qui semblent rétrécir, pas le temps de les regarder, la voix crie : « Tu vas me tuer ! Au secours ! » J'ai peur de ne pas arriver, enfin le dernier virage, je n'ai plus de souffle, ouvre la porte finale et découvre une petite pièce sombre éclairée d'une lumière rougeâtre.

Au milieu, un adulte – je ne distingue que son dos – est en train de frapper violemment un petit garçon aux yeux agrandis par la souffrance.

Ses yeux lui mangent le visage aux trois quarts, il a l'air affamé, ressemble aux enfants du Sahel. Il me voit, appelle, implore mon aide tandis que l'autre continue de l'esquinter, le petit crie de douleur, sa peau translucide se marbre de rouge et de violet, il se fait massacrer.

Le pire va arriver : alors que je veux entrer dans la pièce pour prendre l'enfant et l'arracher à son tortionnaire, mon corps ne m'obéit plus, reste paralysé, je ne peux plus bouger et dois assister à l'agonie du petit garçon, impuissante, horrifiée.

Il se terre dans un angle, criant puis gémissant, tombe, se relève, tente de se protéger de ses bras maigres, retombe une dernière fois sous les coups, enfin l'image se brouille, les bruits s'assourdissent, je me réveille haletante, tremblante, en pleurs.

J'allume la lumière, serre en sanglotant l'oreiller comme s'il personnifiait cet enfant que je n'ai pu sauver et qui revient me hanter.

Je ne sais ce que signifie ce cauchemar – s'il a une signification particulière –, mais il représente à mes yeux l'enfer.

## 14

J'ai vingt-trois ans et vis seule depuis bientôt un an. Les histoires d'amour se succèdent, remarquables de brièveté, ne durant guère plus de deux ou trois mois. Je m'ennuie vite, me lasse rapidement et romps souvent brutalement. Les garçons n'ont ainsi pas le temps de découvrir mes failles, surtout la principale...

Les études me réconfortent un peu, seul élément stabilisateur, j'essaie de m'y raccrocher.

J'entame ma licence en histoire de l'art à la faculté, sans grande passion : l'image d'Epinal du guide du Louvre s'est un peu écornée.

En début d'année je connais une humiliation qui me fait encore mal dix ans plus tard : un exposé sur le château de Fontainebleau raté pour cause de mauvaise élocution. Notre professeur des périodes Renaissance et Classique, monsieur F. (son cours sur Caravage reste pour moi un sommet), a la réputation de noter large. Un exposé aux TD de F. remonterait sans grand effort des résultats peu brillants. Je vais prendre des photos à Fontainebleau, cisèle l'exposé en vue d'une note maximale, bref, me donne du mal.

Hélas, lorsque vient le moment de prendre la parole, le pire arrive : impossible de sortir un son. Tétanisée par le trac, je me lance dans l'exposé au grand galop.

F. m'interrompt sans ménagement :

— Qu'est-ce que c'est que ça ? On n'entend pas. Reprenez.

Je reprends en accélérant le débit.

— Vous vous moquez de nous ?

— Ecoutez... je... je...

Je reprends à nouveau, bégayant puis avalant mes mots, je ne sais plus comment sortir de ce cauchemar – j'en aurais presque souhaité une crise. Monsieur F. éclate en durs reproches, éreintant ma façon de m'exprimer. Pétrifiée de déception, je me recroqueville dans un coin sans mot dire.

Je ne me rendais absolument pas compte de mon débit échevelé. Après, je n'oserai plus prendre la parole en public. A la fin du cours, Libania me prend à part :

— Ecoute, ne le laisse pas te mettre une note en dessous de la moyenne, va le voir, parle de ta maladie, fais n'importe quoi mais sauve ce qui peut l'être et oublie sa colère : F. est gentil. Il n'est désagréable qu'en apparence.

Le cœur lourd, je pars coincer le professeur au détour d'un couloir. Il compatit à mon regard éploré et à mes murmures d'excuses (pas question néanmoins de lui parler de l'épilepsie) et me souffle :

— Ma petite, je ne peux pas vous mettre une bonne note. Mais ouvrez grandes vos oreilles, je vais vous donner un bon conseil : allez voir une OR-THO-PHO-NISTE.

Je balbutie un merci peu convaincu et m'enfuis. Une orthophoniste en plus du neurologue ? Pas d'orthophoniste, pas de yoga, pas de relaxation, pas de kiné (je laisse ma scoliose se développer en paix), le moins possible de médical ou de paramédical. Je n'ai plus confiance en personne.

Oublions ce mauvais moment.

En revanche, un événement extrêmement marquant survient cette année-là sur les bancs de la faculté.

Cours de Moyen Age, je m'ennuie à périr...

Je somnole au fond de l'amphithéâtre Michelet, bercée mollement par les mots « ogives », « narthex », « Gislebertus ». J'observe les autres... comment arrivent-ils à se passionner pour tout ça... Je culpabilise un peu.

Soudain je repère une fille qui semble dans le même état d'abattement. Ebauche de sourires, nous lions connaissance dans l'obscurité de la grande salle, tandis que défilent sur l'écran les saints du Moyen Age, macrocéphales aux corps atrophiés. Elle s'appelle Sophie. D'emblée elle me plaît, j'aime son allure, son style très personnel, elle semble amusante et forte. Nous émigrons au café d'à côté pour parler plus librement. Il est tard, l'heure de prendre le médicament. Je m'apprête à sortir la Dépakine, à me justifier avec toujours cette légèreté feinte, cet humour du désespoir que j'utilise comme blindage de porte. A cet instant, sans un mot, mais avec un regard lourd de sens, Sophie sort de son sac la même petite boîte – en verre à l'époque –, à l'étiquette violette.

Moment incroyable. Pour la première fois de notre vie, nous sommes en présence, chacune, d'une alter ego épileptiforme.

— Toi aussi !

Nos yeux s'élargissent simultanément sous l'effet de la surprise, nous restons ainsi quelques secondes ébahies tels des poissons rouges à remuer la bouche, muettes de stupéfaction, et éclatons au final d'un énorme rire libérateur ; nous ne pouvons plus cesser de rire comme des folles, rire silencieux qui nous secoue les épaules...

Nous nous regardons sans pouvoir parler. Puis nous cachons les yeux sous nos mèches de cheveux. Relevons la tête, abasourdies, soulagées.

Tu es moi, je suis toi.

Sans rien avoir besoin d'expliquer – la simple vue du médicament nous libère et nous émeut tant, nous pétrifie –, nous sentons à quel point nous appartenons à la même famille.

Nous sourions, les yeux brillants d'émotion.

Puis les mots commencent à se bousculer au portillon, trop rapides, hachés par l'excitation : toi aussi... c'est arrivé quand, quel âge, comment le vis-tu, te mords-tu la langue, racontes-tu n'importe quoi ? Toi aussi, tu as été droguée au Gardénal ? En souffres-tu beaucoup ?

Je la presse de questions.

Soudées par le même mal, nous ne tardons pas à devenir complices. Nous nous trouvons immédiatement une foule de points communs, un goût pour la comédie, un amour du cinéma, une envie de s'affirmer, une grande ardeur.

Sophie ne ressemble pas à une étudiante ordinaire ; c'est une grande blonde dont le visage rond s'articule sur un corps d'Ethiopienne, cou de cygne, longs doigts, poignets et chevilles qui semblent défier les lois de la pesanteur. Cette extraordinaire épure, presque désincarnée, contraste avec son regard narquois et sa grande bouche.

A vingt-trois ans, elle possède déjà une classe folle : si ses recherches vestimentaires peuvent la conduire jusqu'au burlesque (sacs et chaussures gadget), elle n'en conserve pas moins une allure qui la rend différente des autres. Cette ambivalence classique / originale se retrouve dans son caractère : une jeune fille mesurée dans ses propos qui peut, quand elle le veut, faire preuve du plus fou des culots.

Elle abandonne la faculté en cours d'année et travaille alors dans différentes boutiques du Quartier latin, par-ci par-là. Elle habite depuis l'âge de dix-huit ans dans une chambre que lui loue sa grand-mère et que j'envahis dès la fin des heures de cours.

Je passe des soirées entières à bavarder en compagnie de Sophie, ne rentrant chez moi que tardivement.

Son air calme ne me trompe pas, je sais ce qu'il dissimule, tout comme elle ne se laisse pas abuser par ma maîtrise, nous connaissons d'instinct l'étendue des séquelles de l'insécurité chronique.

— Je ne me souviens plus exactement, me dit-elle pensivement entre deux volutes de fumée de cigarette, à quel âge la maladie s'est déclarée, sans raison apparente. On n'a jamais trouvé la cause, cela reste un mystère. Les médecins parlaient de crises morphéiques – en effet elles avaient lieu souvent la nuit, dans mon sommeil. Tout comme toi, ni la famille ni les médecins ne m'ont informée du nom de la maladie, j'ai entendu le mot « épilepsie » pour la première fois alors que je devais avoir seize, dix-sept ans... Avant, on parlait toujours de convulsions ou de crises.

» J'avais l'impression qu'un corps étranger rôdait quelque part dans le crâne, accélérant brutalement les pensées, me faisant parfois mourir. Le plus dur, le plus épuisant pour moi est de devoir chaque fois récupérer l'intégralité de l'identité, rechercher les repères, me souvenir de ce que je suis, une crise est une mutilation mentale.

— Je suis tout à fait d'accord avec toi mais cette mutilation peut comporter un avantage : je crois que si on tient autant à la vie, c'est parce qu'on connaît la mort, on y est confronté chaque mois. Je ne peux pas dire que j'aime la vie. Mais j'y tiens, avec plus d'acuité, je pense, que la plupart des gens.

Sophie sourit, verse du thé, attrape une Winston entre ses longs doigts fins, sa mèche cendrée lui noie l'œil gauche, féminine, posée, sophistiquée, maîtrisée.

— Peut-être... Mais on ne peut faire l'impasse sur la solitude. Solitude ou indépendance – appelle cela comme tu voudras –, cette maladie isole terriblement. Surtout au milieu de la foule. As-tu déjà éprouvé ce sentiment en participant à une discussion, brusquement, sans raison apparente tu te sens abandonnée, livrée à toi-même, démunie, incapable de continuer à écouter le brouhaha ambiant ? Lorsque je suis seule chez moi il m'arrive de souffrir de ne pas voir les amis, je regarde les voisins par la fenêtre, imagine des dialogues... Et quand je me retrouve au milieu de gens que j'apprécie, je voudrais au contraire m'enfuir loin de tout, me sens perdue, absente, différente, verrouillée. Ce sentiment me désarçonne et me gêne, j'en rajoute alors dans la fantaisie ou la séduction pour masquer le vide, le vertige qui m'envahit en bouffées de panique incontrôlables et d'incommunicabilité.

— Oui, je ressens le même désarroi : aller vers les autres tient à la fois du besoin et du danger. Ni avec eux ni sans eux, en quelque sorte.

Nos discussions, nos confessions se déroulent sur un ton calme, presque monocorde à mesure que nous abordons les sujets qui nous tiennent à cœur. Je regarde la théière bleu et vert de Sophie... Son élégance se double toujours d'originalité, d'unicité ; elle ne ressemble à personne.

— Quelle était l'attitude de tes parents ?

— Minimale, j'ai été élevée comme mes frères et sœurs, sans attentions particulières. On ne parlait pas – ou très peu – de l'épilepsie, toujours sans la nommer. Pourtant, mon père est médecin. Je ne sais pas pourquoi, je n'ai pas eu envie de leur demander, je crois finalement que j'ai plutôt apprécié cette attitude, j'aurais détesté que l'on exhibe le handicap. Sauf une fois, il n'y a pas très longtemps.

» Nous étions invités chez des amis des parents, un couple d'âge moyen vivant sans enfant, en adoration devant leur chien. Nous arrivons et ils apparaissent, bouleversés, dans l'encadrement de la porte d'entrée. Papa leur demande ce qui ne va pas, le mari répond d'une voix affolée que leur chien vient de faire une crise d'épilepsie. C'était un chien, tu sais, ces chiens polaires aux yeux bleu clair...

— Un husky.

— Oui, c'est cela. Bref le husky se traînait sur le tapis du salon, bavant, tremblant de tous ses membres, et le reste de l'assemblée s'agitait autour de lui comme s'il en dépendait de sa vie. Papa a tenté alors de lui glisser un Gardénal sous la langue, et le dîner entier s'est déroulé focalisé sur la pauvre bête.

» Vers la fin, j'ai explosé de colère, j'ai crié à papa : « Mais dis-leur ! Dis-leur que cela fait vingt ans que je suis épileptique et que personne n'a jamais fait ne serait-ce que le quart de ce que tu viens de prodiguer à cet animal ! Tu es médecin et ne t'es jamais soucié ainsi pour moi ! Incroyable, il suffit qu'un chien tremble pour que tout le monde s'agite et le plaigne ! Vous savez, moi, ce que j'éprouve lorsque je tombe ? Visiblement, cela semble plus simple de compatir pour un animal. » Personne n'a ajouté un mot. Papa est resté muet.

— Tes parents – comme les miens – croyaient sans doute à ta force, en dépit de l'épilepsie.

— Peut-être répond Sophie, l'air un peu irrité, mais j'en ai assez de cette image infaillible.

— Tu ne penses pas que nous en sommes un peu... responsables ? Je me sens perpétuellement écartelée entre le besoin de confier aux amis la peur de la mort et les angoisses, et l'envie de paraître une jeune femme comme les autres, les deux s'entrechoquent en permanence, je vois mal pour l'instant comment les réconcilier. Peut-être dans le rire... ou dans l'amour, je recherche quelqu'un qui pourra m'aider, cernera d'emblée ce qu'est l'épilepsie – d'ailleurs je suis souvent attirée par les esprits scientifiques.

— Moi aussi.

Sophie consulte un grand ponte à la Pitié-Salpêtrière (le nom de cet hôpital me donne des frissons, il suinte la dégradation et la mort), sans enthousiasme délirant, cérémonial de mandarins peu concernés par son cas ; nous gardons cependant chacune l'espoir de rencontrer le médecin qui nous comprendra.

Nous parlons parfois pharmacopée.

— Où en es-tu en ce moment ?

— Toujours l'Alepsal, associé à la Dépakine.

— Moi, c'est Dépakine pure.

— Tu la supportes bien ?

— Pas trop mal, j'ai l'impression qu'elle présente l'avantage de ne pas me rendre trop hagarde durant la journée.

— Je suis d'accord, me répond-elle, mais elle me donne des crampes intestinales. J'ai affreusement mal au ventre depuis que j'en prends.

— Non, moi, rien, de ce côté-là, j'ai une santé de fer, je peux avaler n'importe quoi.

Nous faisons de petites recherches sur la Dépakine et découvrons que le valproate de sodium ne procure pas de somnolence, contrairement à d'autres neuroleptiques, mais qu'en revanche il donne faim.

Nous avons entrepris aussi des prospections concernant les épileptiques célèbres. Cela remonte le moral de savoir que Flaubert, Dostoïevski, Molière, Alexandre le Grand, César ou Napoléon souffraient du même mal. Certes il y a là un joli lot de tyrans ! Du moins étaient-ce des « grands ».

A tour de rôle, nous allons à la bibliothèque pour nous renseigner, chacune tenant l'autre au courant de ses tenants et aboutissants :

— Sais-tu que Molière avait des convulsions ?

— Non !

— Si, je l'ai lu l'autre jour dans un ouvrage.

Nous établissons une liste qui contribue au mythe de la maladie : comme nous possédons toutes deux une forte capacité de fantasme, nous aimons cette idée de « maladie sacrée » ; le terme « haut mal » nous confère un côté « pythie » assez gratifiant.

Seul ennui : faire la demande à la bibliothécaire me gêne toujours considérablement – c'est toujours pareil, je n'affirme la maladie que lorsque je sens un courant de sympathie (jeu test sur amis potentiels), sinon je la tais. Je traîne un peu entre les rayonnages en faisant semblant de repérer tel ou tel bouquin avant d'aborder au final la bibliothécaire (voix d'enfant presque inaudible) :

— Par hasard, vous n'auriez pas un livre au sujet de l'épilepsie ?

— Sur la dispepsie ?

— Non, sur l'épilepsie.

(Au moment où je l'articule correctement, débarque un charter d'étudiants.)

— Ah, sur l'épilepsie ! [Qu'elle arrête de tonitruer ainsi, elle ne voit donc pas que je me tortille sur place ?]

Je vais voir dans notre classeur... voyons, épilepsie, épilepsie, épilepsie [va-t-elle cesser de le clamer avant que je ne lui saute à la gorge ?]. Ah ! voilà : elle me tend triomphalement sa petite fiche : l'épilepsie de l'Antiquité à nos jours. Rangée D, référence 62KB69.

Volte-face à peine polie, je me précipite droit sur le précieux livre. Je consulte comme d'habitude la table des matières, espérant y trouver l'inénarrable chapitre « quelques épileptiques célèbres » (jamais assez nombreux à mon goût), peuplé de grands mystiques ou de dictateurs. En feuilletant rapidement les pages, je tombe en arrêt sur une partie passionnante : « caractéristiques psychologiques des épileptiques ». L'auteur y détaille entre autres les différentes épilepsies (petit mal, grand mal, crise focale, etc.) et mon regard accroche brusquement le terme temporal : « Les crises temporales sont les plus graves à supporter. Le sujet est en proie à des hallucinations, parfois à la distorsion de certains sens (ouïe, toucher, odorat). » Ce sont les plus graves ? Les praticiens se sont bien gardés de me le confier. Moment d'inquiétude non dépourvu d'une certaine satisfaction : vous voyez bien, messieurs les médecins, c'est grave...

— Une chose me gêne dans cette liste des grands épileptiques, remarque un jour Sophie. As-tu noté à quel point cette maladie navigue entre deux excès peu rassurants au final ? Si l'on se place en haut de la hiérarchie, cette maladie est considérée au long des siècles comme une preuve de génie, tandis qu'en bas de l'échelle sociale elle reste assimilée à la débilité. Or je ne me sens ni mentalement diminuée ni géniale. Sans doute est-ce dû à son caractère spectaculaire, il n'empêche que jamais l'épilepsie n'a été démystifiée. Cela me met mal à l'aise, je n'appartiens pas plus à la famille d'un Dostoïevski qu'à celle d'un attardé mental.

— A nous de créer la branche des « épileptiques ordinaires »... Je comprends ton scepticisme et suis d'accord avec toi, il faudrait relativiser l'épilepsie – à ceci près qu'elle restera toujours une maladie spectaculaire. Je trouve que celui qui exprime le mieux à la fois la nature des crises et la souffrance qu'elle entraîne vis-à-vis du regard des autres reste Flaubert : dans sa correspondance, j'ai trouvé plusieurs témoignages qui m'ont bouleversée. Ecoute : « Ma maladie de nerfs a été l'écume de ces petites facéties intellectuelles. Chaque attaque était comme une sorte d'hémorragie de l'innervation, cent mille images sautant à la fois, en feux d'artifice. Il y avait arrachement de l'âme d'avec le corps, atroce (j'ai la conviction d'être mort plusieurs fois). Alors l'âme était repliée tout entière sur elle-même, comme un hérisson qui se ferait mal avec ses propres pointes. » Flaubert, contrairement à Dostoïevski, ne sublime jamais un état de mal, il insiste toujours sur le rôle capital de la volonté, l'idée d'un corps à corps au bout duquel la raison doit gagner sur les hallucinations. Ecoute encore cela : « N'assimilez pas la vision intérieure de l'artiste à celle de l'homme vraiment halluciné. Je connais parfaitement les deux états ; il y a un abîme entre eux. Dans l'hallucination proprement dite, il y a toujours terreur, on sent que votre personnalité vous échappe, on croit qu'on va mourir. Dans la vision poétique au contraire, il y a joie. C'est quelque chose qui entre en vous. »

— Quel serait ton rêve, demande brusquement Sophie.

— Guérir !

— Et ton deuxième rêve ?

— Que quelqu'un ait envie de prendre soin de moi. Seule, je trouve cela difficile, je ne suis pas particulièrement atteinte par les complexes mais je me sens toujours stupéfaite lorsqu'un homme semble attiré par moi. Il y a une scission entre ce que je ressens et l'image que je renvoie : j'ai longtemps eu peur de moi, de ce que mon corps pouvait receler d'étrangeté, de folie, cette peur a évolué. A présent je ne suis plus effrayée par la maladie, mais garde la crainte du regard des autres – surtout des hommes.

— Je comprends.

— L'autre jour, j'ai eu une crise au restaurant. Une généralisée. Cela faisait dix ans que je n'avais pas fait de crise généralisée. Je me trouvais en compagnie d'amis dans un restaurant assez snob, un endroit à la mode rempli de mannequins et de producteurs, serveuses ravissantes, velours rouge sur les fauteuils et murs blancs, menu hors de prix malgré la pauvreté des plats proposés – bref, le piège. Il était environ 23 h 30 et nous n'avions pas encore commencé à dîner. Brusquement je me suis dit : « Qu'est-ce que je fais là ? » J'ai réalisé, effarée, que je n'avais pas pris mes médicaments – je crois que cette pensée déclencha en grande partie le cataclysme qui suivit dans le cerveau –, l'idée se propagea, rien ne pouvait me sauver, et je me trouvais dans un lieu public, un restaurant, sans défense, privée de tout joker chimique. Je me suis sentie totalement nue, ai commencé à paniquer ; une musique s'est infiltrée dans le crâne comme dans un film policier, lorsque l'assassin s'approche à petits pas de sa victime, les images se sont bousculées, annonçant le pire, pas le temps de les prévenir, le dernier souvenir fut : « Oh, non, pas ici, pitié ! » Mais je n'ai rien pu contrôler. La crise a été terrible, elle a duré dix minutes. J'ai émergé accroupie, terrée dans un coin du restaurant, presque sous la table. Etrange, la salle me paraissait construite à l'envers, je ne retrouvais pas son agencement initial, perdue, littéralement à l'envers, j'avais la sensation de nager en pleine décalcomanie. Ma langue me faisait mal, énorme, boursouflée par la morsure, ma culotte était trempée d'urine et de la bave collait à mes cheveux. Ce détail m'a particulièrement traumatisée, passer la main dans les cheveux et découvrir ma mèche cartonnée par la salive séchée... J'avais dû me cogner la tête, sentais tout le côté gauche – crâne, épaule, genou – meurtri, endolori. Je ne me suis pas trouvée ridicule, juste une gêne d'avoir choqué les autres, gêne qui grandissait à mesure qu'ils tentaient de me réconforter. Une homme, assis à une table voisine, me regardait d'un air horrifié. Machinalement j'ai redressé la tête et l'ai toisé, dans un réflexe de provocation. Je ne voulais plus qu'une chose : dormir, qu'ils me laissent seule. Une amie adorable m'a raccompagnée, je me suis écroulée une fois chez moi pour dormir douze heures d'affilée. Ce n'est pas par hasard si l'on parle de « mal » au sujet de l'épilepsie, « petit mal », « grand mal », c'est une douleur autant – sinon plus – mentale que physique, on a brutalement mal dans tout son être, on part à la recherche éplorée de ses ramifications.

— Je crois, répond Sophie, qu'il ne faut pas trop penser aux réactions des autres, c'est un facteur fragilisant. Les gens sont moins malveillants qu'on le croit, j'ai déjà assisté à des réactions très rassurantes, du reste ton amie s'est révélée à la hauteur de ta confiance...

— Oui, je sais. Mais la phrase de l'enfance : « J'ai peur de moi » s'est transformée en : « J'ai peur que les autres aient peur de moi. » Par exemple, je crains toujours que personne ne veuille m'embrasser après l'annonce de la maladie. Et lorsqu'un homme m'embrasse j'ai envie de lui murmurer « merci », merci de vouloir de ma bouche, de lui donner confiance.

— Tu exagères, dit Sophie.

— Non ! Je suis sincère. C'est chaque fois une source de joie et d'interrogations.

Nous nous défoulons dans de grandes autoparodies, provocations, défonces de sarcasmes de part et d'autre, rivalisons aussi de comique pour en parler.

— Tu t'es encore mordu la langue aujourd'hui ?

— Et toi, tu as tremblé cette nuit ?

Il ne faut pas en déduire que nous nous complaisons dans des palabres sur nos états respectifs : notre vie ne se résume heureusement pas à la maladie, elle ne fait juste que la conditionner par l'angoisse diffuse qu'elle provoque.

Notre clé de voûte, à Sophie et à moi, restera toujours l'humour, un humour lucide, nous ne sommes dupes ni l'une ni l'autre.

— C'est étrange comme une morsure à la langue peut faire mal durant plusieurs jours ; j'ai toujours l'impression pendant la semaine qui suit une crise de m'exprimer avec une pomme de terre coincée sous le palais. Je ne sais pas si cela se voit mais j'ai la sensation que ma bouche est devenue gigantesque, une bouche d'ogresse.

— C'est normal, les muqueuses sont fragiles et mettent du temps à cicatriser.

Entre deux discussions, je prends une énième cigarette et confie à Sophie :

— Sais-tu pourquoi je fume ? Encore un masque en réponse à une phrase familiale entendue par hasard et qui m'a mortifiée. Ma mère s'adressait à ma petite sœur Laurence, je crois, elle ne savait pas que j'écoutais. Elle disait : « Valérie a une haleine un peu lourde. Il ne faut pas lui faire de peine avec cela, c'est sans doute dû aux médicaments. » Je me suis arrêtée de respirer sous le choc de la découverte : j'avais une haleine épouvantable... Ma première réaction a été de me jeter sur une cigarette, je préfère l'odeur de tabac froid à celle, rance, de l'angoisse. Médicament, anxiété ou les deux mélangés me transformeraient en bouche d'égout... Pauvre maman, elle ne sait pas que sa réflexion marque mes débuts de fumeuse, masque, alibi aussi à la nervosité, façon d'occuper les mains et sentir autre chose que la peur... et, au bout du compte, nouvelle dépendance.

— Curieux ! Non, moi je fume parce que j'aime cela, réplique Sophie dans un rire suave, un peu traînant – mon amie possède la voix de Jeanne Moreau.

## 15

Peu après la séparation conjugale et la découverte de cette nouvelle « jumelle-amie », je retourne voir le neurologue.

— Bonjour, madame.

— Bonjour, monsieur.

— Alors, comment allez-vous ?

Au lieu de répliquer « très bien, merci », j'éclate brutalement en sanglots. Ce « comment allez-vous » de trop rompt les digues du désarroi accumulé depuis des mois. Plus je suis en colère de pleurer devant lui et plus je pleure ! Alors que je n'avais pas versé une larme lors de la séparation avec Emmanuel, je sanglote à présent devant ce médecin que je connais à peine, sans pouvoir m'arrêter.

— Que se passe-t-il ?

— Rien, rien...

— Ce n'est pas grave ?

— Non... c'est juste que... que je me sépare de mon mari. Nous ne vivons plus ensemble depuis plusieurs mois et c'est douloureux.

— Un conseil : divorcez !

Il stoppe net les larmes.

— Je vous demande pardon ?

— Oui, divorcez. Il ne faut pas rester dans des situations bancales. Je viens moi-même de divorcer. Ce n'est pas facile mais après on se sent beaucoup mieux.

Il ponctue ces dernières paroles d'un ombrageux mouvement de moustache.

— Ainsi vous me conseillez de divorcer...

Je n'en crois pas mes oreilles, de quoi se mêle-t-il...

— Absolument. C'est la meilleure des solutions pour oublier.

J'échange des banalités, lui garantis que la Dépakine réussit au-delà de toutes les espérances, le remercie pour ses bonnes grâces et m'enfuis à jamais de son cabinet.

Je tente aussi à cette époque une incursion dans les limbes de la psychanalyse, mais l'expérience tourne court rapidement. Une amie me parle d'un célèbre psychanalyste, réputé pour sa compétence et son ouverture d'esprit. Je prends rendez-vous, perplexe mais au fond, pourquoi pas ? Neurologues et neuropsychiatres n'ont pas réussi à m'aider, lui peut, sait-on jamais, apporter un éclairage nouveau sur la maladie.

Je fus en effet surprise par la manière dont l'analyste aborda le problème :

— Que ressentez-vous lorsqu'une crise arrive ?

— Une angoisse. Un malaise. Tout va trop vite. Mon sens tactile est brusquement décuplé.

A peine ai-je prononcé de mot « sens » qu'il s'en empare, une lueur de convoitise dans le regard :

— Vous dites sens...

— Oui. Sens tactile.

— Alors pour vous, une crise, c'est un peu comme un orgasme ?

— Non ! C'est une souffrance.

— Mais l'orgasme est parfois une souffrance...

Je réplique un : « possible » glacé. Je me sens affreusement gênée. Je n'y avais jamais songé : l'orgasme, une souffrance ?

— Je crois que vous vous trompez, les sensations ne sont pas du tout les mêmes, une crise n'est pas un échange ou un épanouissement des sens et du corps, ce n'est pas comme s'abandonner dans l'intimité, dans les bras de quelqu'un.

Silence. Je persiste :

— Je crois au contraire qu'une crise est précisément l'inverse d'un orgasme, on se sent dépossédé de soi-même sans être possédé par qui ou quoi que ce soit, c'est le néant, non, je ne comprends pas votre comparaison.

Il garde un air sceptique qui me met en colère, je suis presque écœurée d'avoir dû me justifier. Pourtant, lorsque la colère tombe, elle laisse place à la perplexité, pour ne pas dire au désarroi. L'analyste a semé un doute : on parle de « petite mort » aussi bien pour qualifier un orgasme qu'une crise d'épilepsie... Je ne l'avais jamais réalisé.

Je reprends la parole d'un ton raide :

— Je n'ai pas très envie d'aborder le plaisir physique, monsieur. Cela dit, pour en revenir aux crises – sans aller jusqu'à parler d'orgasme ou même de plaisir –, la sensation éprouvée juste avant l'inconscience est effectivement intense, horriblement intense, le temps s'emballe, l'espace se dilate, menace d'exploser, va m'anéantir complètement sans espoir de retour, sans émerveillement, sans jouissance, dans une violence en lame de couteau je reçois des gifles en cascades, pars pour la grande dégringolade sans issue qui nie la vie en bloc, première claque : je n'existe pas ; deuxième claque : les autres non plus ; troisième claque : la terre, l'univers tout entier meurent dans une accélération étourdissante, presque enivrante, comme si je devenais géniale, tristement géniale, je suis un génie qui rampe, un génie qui hurle au secours ; la crise s'abat en rugissant, la peur vrille les tympans mais aucun son n'arrive à mon oreille, c'est un cataclysme sourd, l'intensité de la crise me pulvérise dans un espace-temps sans début ni fin... J'éclate en milliards de particules avant de sombrer définitivement dans un noir éternel. Et seule. Totalement seule. Je perds tout. Tout.

Cette séance (qui restera unique) se clôt enfin à mon immense soulagement, je quitte l'analyste assez songeuse, choquée, décontenancée par cette incursion dans la libido. Orgasme, jouissance, crise, souffrance. La violence dans les rapports humains me déstabilise, je n'aime ni la recevoir, ni la prescrire. Voilà ce que j'aurais dû répliquer au psychanalyste : l'épilepsie, ce n'est pas un orgasme. C'est un viol, une possession puis une dépossession à son corps défendant.

Je ressors triste et frustrée de la tentative de thérapie

Médecins et psychologues ne peuvent ou ne veulent me comprendre, je me retrouve une fois de plus exilée dans ma solitude, condamnée à m'en sortir sans l'aide de personne.

Je poursuis l'histoire de l'art, me hissant en maîtrise d'archéologie romaine. Grâce à certains efforts d'élocution, l'exposé de TD se déroule cette fois-ci fort bien. Le professeur me suggère le sujet de maîtrise : numismate réputé, il veut d'emblée m'orienter vers les pièces de monnaie. Je pends un air intéressé qui masque une totale indifférence envers la numismatique.

— Quel est votre centre d'intérêt en archéologie ?

Je réponds sans hésiter :

— Le Moyen-Orient.

— Avez-vous étudié le grec ?

— Non.

Il paraît un peu pensif.

— Vous savez, les pièces de monnaie de cette partie de l'Empire romain sont particulièrement bavardes, vous aurez beaucoup de mal si vous ne maîtrisez pas parfaitement le grec ancien.

Pièces de monnaie ? Qui parle de pièces de monnaie ? Moi qui rêve de statues roses aux drapés sophistiqués émergeant du désert, d'architecture sacrée...

Je n'ose avouer au professeur ma déception en la matière, il fait preuve d'une telle courtoisie, d'une telle amabilité. Comment lui faire comprendre que je ne ressens aucune fibre archéologique, quant à la numismatique...

Il reprend :

— Pourquoi pas l'Egypte ?

Mon visage s'éclaire :

— Oh oui !

— Figurez-vous qu'il existe un sujet jamais traité à ce jour : des pièces de monnaie spéciales ont été frappées dans les nômes égyptiens sous Auguste, Nerva, Trajan et Hadrien. Personne n'en connaît la raison. Une vraie énigme. C'est un sujet très difficile et par là même passionnant.

J'avale péniblement ma salive.

— Alors ? C'est oui ? Vous allez voir, ce mystère provoque de nombreuses polémiques.

Mon Dieu, comment paraître terriblement excitée par ce futur débat qui me semble le comble du dérisoire ? J'ai l'impression de nager en pleine absurdité, à deux doigts du non-sens absolu. Je ressens au plus profond de moi le sentiment de nullité de l'élève si peu motivée, si peu à sa place que c'en devient risible.

Il continue :

— Evidemment, vous aurez des problèmes de bibliographie. Il existe peu d'écrits sur ce sujet.

Il me montre quelques illustrations (« espérons que mon regard traduit correctement l'intérêt le plus fou »).

— Vous voyez ? On a représenté des dieux égyptiens – ce qui est peu courant. Etrange, cela ne correspond pas à la monnaie utilisée à cette époque.

— Peut-être furent-elles frappées à l'occasion d'un jubilée ?

— Non. Vous allez voir, il y a de nombreuses zones d'ombre. Si vous avez besoin de quelques renseignements, n'hésitez surtout pas à me joindre. J'habite à Lyon mais je viens à Paris de temps en temps.

Je lui pose une question subsidiaire (et peut-être salvatrice) :

— Je ne parle pas l'allemand. Or je crois savoir que, en égyptologie, l'allemand est une langue capitale.

Cela va-t-il me handicaper lors des recherches bibliographiques ?

— Ecoutez, je ne crois pas. C'est effectivement un peu dommage, cela étant, je ne pense pas qu'en matière de numismatique votre méconnaissance de l'allemand puisse vous poser des problèmes.

Prise au piège, je lui serre la main et sors de l'Institut écrasée par l'enjeu. Il me fait confiance en me donnant pareille responsabilité : l'un des sujets de maîtrise les plus difficiles de son cours ; il me croit bonne élève.

Les premières investigations confirment rapidement l'angoissante réalité : personne n'a jamais entendu parler de ces fameuses pièces.

J'avance à tâtons, trébuchant sur des montagnes d'ignorance, des océans d'incertitude (je ne connais, hélas, que trop ce sentiment d'éparpillement et d'inconnu), je terminerai ma maîtrise en la bâclant : les recherches bibliographiques se révélant des plus ardues, mon professeur souvent absent ainsi qu'un obscur orgueil m'interdisant de lui faire part des doutes ou des désarrois aboutissent à une centaine de pages tissées d'approximations, d'erreurs, de reproductions maladroites et puériles.

Dépassée par l'ampleur de la tâche, je rends au plus vite un mémoire illisible.

Le professeur me fait la morale, pas très content, un peu attristé devant une telle démission. J'ai dépassé le stade des regrets. Maîtrise en poche, je dis adieu à des études chaotiques.

J'ai à présent vingt-quatre ans, et nous voilà arrivés à la fin de ce témoignage. Je me sens un peu lasse de faire semblant d'accepter la maladie alors que, secrètement, elle me répugne.

Ma vie affective ne respire pas le bel équilibre, j'ai tendance en ce moment à privilégier des histoires stratégiquement éphémères qui m'apportent plus de plaisir que de réel sentiment de complicité – je n'aime pas cette vie.

A défaut de me guérir, docteur, j'espère que vous aurez compris certaines de mes peurs – je vous avoue, passé oblige, que je ne garde pas beaucoup d'espoir en la médecine.

Je vous ai confié la plupart des anxiétés – des angoisses – qui ont constitué le corollaire de l'épilepsie, peur de mourir, peur de ne pas être comme les autres, marquée au front, vivant avec une épée de Damoclès au-dessus de la tête, un danger qui peut éclater presque à toute heure.

Je supporte un peu mieux les crises mais continue de souffrir des regards parfois apitoyés qu'elles peuvent générer – si seulement elles survenaient alors que je me trouve seule ! Hélas, elles prennent un malin plaisir à s'abattre tandis que j'évolue au milieu d'un groupe, souvent au restaurant, dans un lieu convivial où je me sens désarmée, tranquille.

Je note toutefois qu'elles commencent à s'espacer, cela fait deux mois que la maladie ne m'a plus affolée.

L'épilepsie ne m'empêche pas de vivre.

Elle m'empêche de vivre pleinement.

Amis, famille, tous font la remarque :

— Tu parles, tu écoutes et brusquement tu n'es plus là, tu changes, pars dans une autre sphère, ton expression de visage passe sans transition d'un regard avide et curieux à un air lointain, absent, inaccessible. Comme si on t'avait brutalement blessée.

Je ressens profondément cette dualité, besoin de rentrer en moi sans que la maladie ne m'y oblige forcément, élève absente, adulte distraite.

Je voudrais oublier ces réflexes d'autodéfense, quitter les limbes, remonter à la surface de la réalité. Cela reste impossible, j'éprouve souvent lors d'un échange la nécessité de me cramponner mentalement à mon identité pour ne pas me perdre, écoutant l'interlocuteur sans arriver à m'oublier, me relâcher, échafaudage, montagne de cailloux toujours au bord de la désintégration et qu'il faut presque machinalement bétonner.

Je vais bientôt commencer un emploi de documentaliste, l'insertion poursuit son chemin en surface, et je reste seule à en connaître le prix.

En profondeur, je ne me sens vraiment à l'aise nulle part, sauf dans la solitude voulue d'une insomnie, lorsque l'immeuble entier dort et que je palpite à la lecture de romans sans personne pour me déranger ; la nuit m'appartient alors dans une plénitude totale. Sauf aussi dans les balbutiements magiques des histoires d'amour.

On me prend souvent pour une extravertie heureuse de vivre, assez enthousiaste et idéaliste, ce qui n'est pas tout à fait faux et correspond à l'image que je souhaite refléter.

Je me vois comme un arlequin composé de multiples losanges colorés s'imbriquant avec plus ou moins de bonheur, la fragilité du costume tient aux coutures un peu lâches qui distendent ponctuellement son ordonnancement, le déchirent sans raison.

Qui sera plus fort que l'épilepsie ? Un médicament ? Un sentiment ?

Les deux entremêlés ? Je l'ignore.

J'ai confiance en vous, docteur, votre démarche de tenter de me libérer des craintes de la maladie par l'écriture m'a plu.

Le serpent python ondule toujours dans le crâne, je le sens – moins qu'avant, c'est exact.

Grâce à votre aide, peut-être arriverai-je enfin à l'étouffer.

## 16

Sans la relire, j'ai glissé la confession dans une grande enveloppe de papier kraft et l'ai envoyée à Foch, service de neurologie de monsieur T.

Il m'avait demandé de venir le voir une fois par mois mais, trop occupée par le texte, j'avais négligé les rendez-vous mensuels.

La rédaction de ce récit m'avait épuisée, je me sentais à nu, vidée, anémiée, passée au rayon laser ou au détecteur de mensonges. En rédigeant ce document, la foule des soucis me sautait parfois au visage comme une vermine tenace, lichen paralysant. Là, en écrivant le dernier chapitre, je me suis trouvée débarrassée d'un énorme poids de tristesse sans pour autant récupérer la force et l'énergie vitale ; j'étais sincèrement éreintée par l'effort, cette réflexion sur les années d'épilepsie m'avait à la fois soulagée et fragilisée, je venais d'extirper le boulet, poids mort, machine de démolition qui empoisonnait depuis longtemps le quotidien.

La rédaction avait duré environ trois mois, aveu des doutes et de la peur de mourir ou de finir folle, le corps n'obéissait plus qu'à l'écriture, dédaignant nourriture et amusement.

J'étais pressée de revenir à une vie plus équilibrée.

Une semaine passa, sans nouvelles de monsieur T. Un matin, un mot m'attendait dans la boîte aux lettres, rédigé d'une petite écriture penchée et régulière, à la fois scolaire, ferme et disciplinée. Il disait ceci :

« J'ai été très intéressé par votre témoignage et souhaiterais en discuter plus longuement avec vous – si vous êtes toujours d'accord. Je vous propose un rendez-vous jeudi prochain à 14 heures. Je vous envoie également une ordonnance d'électroencéphalogramme à faire avant la date de la consultation si c'est possible. »

Je lus sa carte en souriant : monsieur T. ne se départait jamais de sa politesse un peu surannée ni de sa mesure.

Jeudi matin, je repris le chemin de l'hôpital : j'avais réussi à grouper l'EEG et la consultation dans la même journée. Retrouver les salles de neurologie, s'asseoir sur le siège de l'EEG et sentir à nouveau les fils des électrodes me frôler le visage... « Ne bougez pas... Fermez les yeux... Ouvrez-les... J'allume les lumières... » Poupée ancienne abîmée qu'il faut rafistoler à grand renfort de colle forte.

Médecins et infirmières s'affairaient autour des appareils sans la moindre inquiétude, parfois ils sortaient, sans doute pour prendre un café.

Je restais noyée parmi les fils électriques à me demander que révélerait le résultat de l'examen, reine des abeilles immobilisée sur son trône filandreux, nageant au sein d'une ruche bourdonnante.

Lorsque tout fut terminé, je demandai à la femme qui semblait responsable de l'unité :

— Ça va ? Pas d'anomalie ?

— Nous transmettons le dossier à T., répondit-elle sèchement et sans me rassurer.

Je trottinai à nouveau dans les couloirs impersonnels de Foch, grimpai jusqu'au troisième étage, de plus en plus intimidée à l'idée de l'entrevue qui allait suivre ; je gardais le souvenir d'un homme à la fois respectueux et distant. Comment avait-il réagi à mes états d'âme ? Peut-être était-il choqué par la teneur des confidences. Probable.

Contrairement à notre première consultation, l'attente ne dura pas longtemps, la porte s'ouvrit presque aussitôt et il apparut, me décontenançant par la soudaineté de son irruption. Je me raidis, cœur battant la chamade, respiration irrégulière, regard anxieux.

Monsieur T. se tenait sur le pas de la porte, inchangé, toujours aussi pondéré, long visage et front surmonté de sa chevelure poivre et sel soigneusement lissée, silhouette menue tirée à quatre épingles. Son regard me frappa par sa chaleur nouvelle. Sans un mot, il me fit signe d'entrer dans la salle de consultation.

Je me suis assise en face de lui, joues en feu et sourire suppliant vissé aux lèvres.

Il gardait mon texte ouvert sur ses genoux.

Un silence s'installa, qu'il rompit rapidement :

— Je voudrais tout d'abord vous remercier de la confiance que vous avez bien voulu m'accorder, ce témoignage n'a pas dû être aisé à écrire.

Il marqua un temps de pause.

— Vous avez fait preuve d'un grand courage. Je pense du reste que vous êtes quelqu'un de courageux. J'insiste sur ce fait car il sera à mon sens déterminant dans l'espoir d'une guérison. Vous parlez souvent de crainte et d'angoisse au cours de ce récit. Parfois même l'angoisse devient un moteur, presque une source d'énergie. Vous avez fait un gros travail sur vous-même pour vous approprier l'épilepsie et ses mystères, en analyser les conséquences, dans une oscillation perpétuelle entre rejet et fascination.

Il prit un air plus grave :

— Il est vrai que les médecins ne vous ont pas épargnée... Surtout enfant, on vous a blessée. Vous avez dû subir des épreuves difficiles à l'hôpital. Je conçois que ces blessures aient pu durablement vous angoisser. Ce que vous reprochez principalement aux médecins, leur dissimulation, n'est que la malheureuse conséquence d'une immense incompréhension : l'épilepsie est une maladie mal connue, voilà pourquoi les médecins en parlent difficilement.

Il s'éclaircit la voix.

— Votre épilepsie me semble sur une bonne voie de guérison – ou du moins de stabilisation –, j'ai reçu l'EEG que vous avez réalisé ce matin : il reste une minuscule anomalie lors des passages des effets stroboscopiques, pour le reste elle est parfaite. Vos lésions se situent dans le lobe temporal gauche. Cette région du cerveau contrôle les notions d'espace-temps, aussi est-ce le lobe de l'angoisse. Il n'est pas étonnant que vous perdiez vos repères de temporalité lors de vos crises, cela n'a rien d'irrationnel ni d'aliénant. Sachez aussi que les médecins ne vous ont probablement pas menti en vous parlant de toxoplasmose, car il y a de fortes chances pour que les crises d'épilepsie soient une séquelle de cette maladie contractée in utero.

Pour la première fois, un médecin m'expliquait calmement et gentiment le pourquoi de la maladie. Cela peut paraître idiot, pourtant je sentis que le professeur T. allait influer sur l'éventualité d'un nouvel équilibre.

— Je ne vais pas changer votre traitement. La Dépakine me semble bien appropriée à votre épilepsie. Toutefois je vois que vous prenez de la Dépakine 500. Nous allons essayer la Chrono 500.

— Chrono 500 ?

— C'est une nouvelle formule qui accélère l'action du médicament dans le sang. Je ne veux pas vous donner des illusions, néanmoins votre épilepsie me paraît, au vu des examens, traverser une phase de stabilisation. Vous avez la chance d'avoir une épilepsie « facile » à traiter dans la mesure où l'on connaît sa cause, où grâce à l'EEG les lésions sont établies clairement dans une partie du cerveau. Cela nous permet de mieux la cerner, donc de pouvoir la guérir. Comment vous sentez-vous à l'heure actuelle ?

— Très fatiguée.

— C'est normal. Tâchez de vous reposer, de prendre soin de vous.

Un autre silence s'installa tandis que monsieur T. relisait des pages du récit.

Il releva la tête dans un demi-sourire :

— Vous ne vous faites pas de cadeaux !

— Ce n'était pas le but, répliquai-je.

— Non, mais... Si vous m'autorisez une réflexion, il vous manque non pas la sérénité – ce n'est pas dans votre nature – mais une meilleure estime de vous-même. Vous dites que vous rêvez d'une complicité à deux, vous semblez attacher beaucoup d'importance au sentiment amoureux.

Monsieur T. rougit à ma grande surprise avant de poursuivre :

— Or, cet amour, vous ne le vivrez pleinement que si vous vous respectez. Vous doutez trop de vos possibilités et avez du mal à marquer vos exigences, par peur de déplaire, peut-être. C'est évident dans les dernières pages, vous semblez vivre dans l'urgence, urgence du mariage, urgence de plaisir... Les autres ne sont pas là pour vous donner confiance, vous ne pouvez vous reposer uniquement sur leur regard pour vous accepter, c'est dangereux.

— Mais je m'accepte !

— Je ne crois pas. Pas encore. Ne soyez pas si sévère envers vous-même, cela vous freine. La maladie ne doit pas changer l'affection que les autres vous portent, pensez-y aussi ou alors vous n'avez pas rencontré les bonnes personnes.

Puis monsieur T. me confia quelque chose qui allait révolutionner ma perception du monde extérieur : il me dit qu'il y avait un ange gardien pour les épileptiques. Un ange gardien !

Un ange gardien pour cette malédiction...

Il développa son raisonnement : par un fait inexpliqué, en période de danger physique les épileptiques ont rarement des crises. Si je grimpe la paroi d'une montagne, si je saute à l'élastique, j'aurai une crise après – ou avant –, jamais pendant.

— Je connaissais une famille de forains, ajouta-t-il, un cas intéressant. C'étaient plusieurs frères, des acrobates, ils souffraient tous d'une maladie génétique assez rare qui s'appelle la sclérose tubéreuse de Bourneville.

Cette affection provoque des crises d'épilepsie, mais jamais ils n'ont fait de crises du haut de leur trapèze, ils n'en avaient qu'à table ou durant leur sommeil, dans une phase de relaxation.

— C'est exactement pareil pour moi, je n'en ai que lorsque je me sens désarmée, au restaurant ou au cinéma, par exemple.

— Ne dites pas désarmée, démobilisée plutôt !

Il continua :

— Ne perdez pas de vue que vous avez dû seule combattre des choses lourdes – et vous possédez suffisamment de volonté pour vous en sortir. Osez questionner. Si vous ne comprenez pas ce que je vous raconte – le langage médical reste souvent bien opaque pour les non-initiés et nous, médecins, ne nous en rendons pas toujours compte –, n'hésitez pas à demander des explications ; vous y avez droit, elles vous ont cruellement manqué jusqu'à présent.

— Je n'aurai qu'une question à vous poser, celle qui m'obsède depuis longtemps : puis-je mourir au cours d'une crise ?

— Non [voix catégorique]. Pas si vous prenez correctement vos médicaments. Il existe quelques cas de mort lors de crises, mais on n'a jamais pu démontrer si la mort était réellement liée à la crise.

— Une crise peut-elle abîmer définitivement le cerveau ?

— Très rarement. Il faut qu'elle soit alors anormalement longue, plus d'une demi-heure, ce qui est peu fréquent. Rassurez-vous, vous êtes moins fragile que vous ne le supposez, faites attention à votre santé sans tomber dans la paranoïa, prenez vos médicaments à heure régulière, pour le reste... Vivez.

Il s'empourpra une dernière fois :

— Et pensez à ce que je vous ai dit : respectez-vous – ce qui ne veut pas dire s'enfermer dans une tour d'ivoire –, cette maladie n'est ni une malédiction ni une quelconque addition à régler en réponse à une improbable dette de bonheur. Elle n'exprime qu'un spectaculaire mais fréquent dysfonctionnement qui atteint environ cinq cent mille personnes en France.

» Vous avez des atouts pour la neutraliser, ne les négligez pas.

» J'aimerais vous revoir dans six mois. D'ici là, je ne vous souhaite pas « bon courage », c'est inutile, mais… prenez soin de vous. Et n'hésitez jamais à me contacter.

Je suis ressortie de Foch en regardant le ciel. Le soleil illuminait la cour de l'hôpital.

Au lieu de rentrer directement à l'appartement, sur le chemin du retour je m'engouffrai dans le premier bar, commandai un café et restai quelque temps plongée dans la rêverie.

Les phrases de T. revenaient en boucle… Vous avez du courage… êtes trop sévère… Personne ne m'avait dit que j'étais courageuse. Peut-on être courageux et manquer d'assurance ?

— Oui, répliqua l'épilepsie. C'est d'ailleurs ta caractéristique.

— Tout de même, tu m'empoisonnes la vie.

— Ça, je le concède, répondit la maladie, mais cesse de me voir comme une malédiction interne. Je ne te tuerai pas, songe que ces instants d'inconscience ne durent qu'une minute ou deux, pas plus, dix pour une crise généralisée. Combien de crises as-tu supporté : deux cents ? Trois cents ? Trois cents multiplié par deux… six cents. Donc, tu as été affaiblie au long de ta vie environ six cents minutes en tout. Apprends à relativiser en profondeur ton handicap… T'a-t-il empêché de travailler ?

— Enfant, oui.

— C'était dû au Gardénal plus encore qu'aux crises. T'ai-je empêché d'aimer ou d'avoir du plaisir ?

— Un peu.

— C'est faux et tu le sais, l'épilepsie n'a jamais constitué un obstacle à ta sexualité. Tu étais juste un peu trop émue lors de ton premier baiser, après, tu as toujours fait ce que tu voulais. Tu prétends que je t'ai isolée. Mais ne crois-tu pas t'être parfois volontairement écartée des choses ? Te sens-tu seule dans ce café... ou solitaire ? Ne confonds pas les deux états.

— Tu es mon esclavage, ma croix.

— Je suis ta maladie.

— Tu me fais mourir dans des angoisses indicibles.

— Je ne suis qu'une anomalie électrique qui parasite ton cerveau durant quelques minutes.

— Tu entraves mes tentatives de vie à deux.

— Je ne t'aide pas, c'est vrai... peut-être suis-je un bon révélateur des caractères qui t'entourent. La personne qui t'aimera ne me regardera pas... et ne sera pas forcément un médecin. Sois plus tendre envers toi, ne te crée pas inutilement des obstacles, tu as tant pris l'habitude de combattre contre moi que tu ne sais pas te battre pour la vie, tu restes crispée sur la joie comme sur le malheur.

— C'est de ta faute.

— Tu associes trop la réalité au drame. Enfonce-toi dans le crâne que je ne suis qu'une perturbation annexe, ton caractère, tes qualités et tes défauts ne dépendent pas de moi, je les ai juste un peu modifiés, amplifiés. Rentre chez toi. Repose-toi. Va vers les autres, ne te préoccupe plus de mes soubresauts. Fais la paix, souviens-toi des paroles de T. : un jour, je disparaîtrai.

» Mais ce n'est pas parce que je disparaîtrai que la vie deviendra évidente.

# 17

Un jour, j'ai guéri.

Peu après cette dernière discussion avec monsieur T., l'été fit timidement son apparition dans ma tête.

Huit mois déjà que les crises s'étaient tues, j'avais du mal à y croire. Enfin je pouvais pénétrer dans un restaurant ou dans une salle de cinéma sans l'angoisse qui m'envahissait habituellement : « Vais-je sombrer ce soir, vais-je devoir supporter une crise ? » (Elles avaient souvent lieu vers 8 heures du soir.) Chaque sortie en soirée provoquait durant les années d'épilepsie un suspense intolérable : « Vais-je assurer ? » Question lancinante et sans réponse, peur interne, secrète, informulée mais répétée, martelée sous forme de monologues intérieurs, jusqu'au vertige.

Combien de fois, lors de déjeuners ou de dîners, me suis-je maîtrisée pour passer correctement la porte d'un restaurant en dépit d'accès de panique à vous faire perdre l'équilibre... Et de serrer les doigts, fixer un point imaginaire, marcher en apnée, paraître à tout prix sereine pour empêcher les débordements, se battre contre la pieuvre qui m'enserrait brutalement les poumons.

A présent, lorsque je franchissais le seuil d'un lieu public ou d'un appartement, j'éprouvais un petit pincement au cœur, un imperceptible raidissement sans aucune commune mesure avec la violence des temps anciens. Non, juste une voix en sourdine qui murmurait fugitivement : « C'est fini... »

« On s'habitue à tout, même à cette terreur, même à cette angoisse permanente qui étreint le cœur en prévision d'un danger certain dont l'heure est inconnue. »

Je ne sais plus qui écrivit cette phrase au sujet de l'épilepsie, Dostoïevski, je crois. En y réfléchissant, je constate que je ne me suis jamais résignée ni accoutumée à ce mal, brutal et impitoyable corps à corps ou plutôt duel du cerveau contre le corps.

Mais c'était bienheureusement terminé.

J'ignore réellement comment j'ai guéri ; je me trouve réduite à échafauder des hypothèses ; le fait de donner ma confiance à T. joua sans doute un rôle important, ainsi que le passage à la Chrono 500 : là, je suis plus circonspecte, l'efficacité du médicament fut-elle due à sa composante chimique ou à la volonté de croire au bien-fondé de cette nouvelle molécule ? Peut-être un peu aux deux.

La vie se transformait, 1990, l'année des mutations...

En janvier, je rencontrai celui qui devint le père de nos enfants, et l'épilepsie disparut pour longtemps de la liste de mes interrogations.

La haute stature d'Hervé, sa démarche élégante de patineur glissant sur les trottoirs, son air énergique, volontaire, son regard débordant d'autorité, sa façon de m'inclure durablement dans son projet de vie...

Oui, lui aussi a contribué à la fin de la nuit. A sa façon, grâce à notre amour sans réplique, presque mathématique : je t'aime, tu m'aimes, nous aurons des enfants. Quoi qu'il arrive.

Hervé ne se perdait pas en états d'âme, en questionnements ou circonvolutions, il ne se protégeait pas, raisonnait toujours à partir du réel, rapide, entier, absolu dans tout ce qu'il entreprenait. Hervé ou le charme de l'assurance.

Lorsque, au bout d'un an de vie commune, il me fit

part de son désir de paternité, les inquiétudes rejaillirent momentanément :

— Tu le sais, j'ai souffert d'épilepsie et reste sous traitement. Peut-être cela comporte-t-il des risques pour la santé mentale des petits ?

Nous allâmes ensemble à l'hôpital Foch consulter mon neurologue. Dans la salle d'attente, je le regardais en riant, un peu émue par sa présence, il ne réalisait pas à quel point elle me semblait à la fois précieuse et un peu incongrue, je gardais tant l'habitude des tête-à-tête médicaux...

— Bonjour, monsieur. Je vous présente mon mari.

(Bien que pas mariée, j'avais tenu à présenter Hervé comme mon époux pour ne pas choquer inutilement le classicisme de monsieur T.)

— Nous désirons avoir un enfant. Est-ce envisageable au regard de la maladie, ai-je des contre-indications spécifiques, enfin nos enfants courront-ils le risque de devenir épileptiques ?

Monsieur T. répondit avec sa clarté coutumière :

— Vous n'avez plus de crises depuis combien de temps ? Un an ? Je pense que vous pouvez penser sans inquiétude à une grossesse. Je vais tâcher de répondre à vos questions : tout d'abord, l'hérédité. Les statistiques sont extrêmement rassurantes quant à la transmission de la maladie. Le risque est nul ou infime, à peine supérieur à la moyenne nationale, 1 ou 1,5 %. Vous voyez, c'est dérisoire. D'autant qu'il faut employer le mot hérédité avec une grande précaution vu l'état actuel des recherches en génétique. Ne paniquez pas lorsque votre enfant aura quarante de fièvre, ne pensez pas « convulsions », ne vivez pas dans l'angoisse. En revanche, le risque majeur durant le déroulement de votre grossesse, risque susceptible de vous faire perdre votre bébé, est de faire une crise.

Je dus montrer quelques signes de nervosité car il sourit et me rassura.

— Non, ne vous inquiétez pas. Nous allons doser le plus précisément possible les médicaments.

— Vais-je continuer la Dépakine Chrono ? J'ai lu sur la notice qu'elle était déconseillée aux femmes enceintes.

Monsieur T. fit la moue.

— La Dépakine est un médicament récent. Nous n'avons pas beaucoup de recul pour constater ses effets lors d'une grossesse. Tout au plus a-t-on constaté une augmentation sensible du risque de spina-bifida (non prouvé), et surtout de fente palatine.

— Qu'est-ce qu'une spina-bifida ? Et la fente palatine ?

— La spina-bifida est une très grave malformation de la colonne vertébrale. Elle se détecte tôt. Quant à la fente palatine, on l'appelle plus fréquemment « bec de lièvre ». Il s'opère facilement à présent. Je crois que vous pourriez envisager votre grossesse sous Dépakine, cependant, pour plus de prudence, je préfère vous mettre sous Gardénal. Vous reviendrez à la Dépakine après l'accouchement. Où comptez-vous accoucher ?

— A Foch.

— C'est parfait, cela sera plus facile pour coordonner les dossiers entre le service d'obstétrique et de neurologie. Il vous faut également un bon échographiste. Je vais vous faire un courrier.

Son visage austère s'éclaira malicieusement :

— Vous savez vous avez une certaine veine au milieu de vos soucis : vous aurez probablement immunisé vos enfants contre la toxoplasmose ! Allez, je vous retrouve dans quelques mois. D'ici là, bonne chance !

Après un trimestre d'attente pour stabiliser le Gardénal dans l'organisme, je tombai rapidement enceinte, à la grande joie d'Hervé.

Le passage au Gardénal provoqua de fortes somnolences, je retrouvai les longs états abrutis et hébétés de l'enfance, doublés d'alertes fréquentes quant à l'éventualité des crises. Heureusement, je n'en eus aucune.

6 décembre 1991. 16 heures.

— Je vois ses cheveux, allez, plus qu'une seconde, poussez une dernière fois.

La sage-femme m'encourage, je serre la main d'Hervé, et brusquement le petit bondit dans un cri ; on le pose sur mon ventre vide ; nous le contemplons, Hervé et moi, rayonnants : Max est né.

Nous le contemplons et je ne peux m'empêcher de murmurer : « Maintenant, tout reste à faire. »

Ça m'a échappé. Il est là notre bébé brun aux yeux immenses, si petit, si vulnérable. Vivant.

A nous de le faire pousser, entre buissons et soleils.

Aucune pensée – même fugitive – vers la maladie.

Max, mon ange, mon fils, Max qui me fait découvrir la sonorité éclatante du mot « futur ».

Ma tendresse, ma pudeur aussi. Mon amour.

Ma nouvelle angoisse – la seule valable, désormais.

T'insérer dans le quotidien, te bercer, te choyer, te donner des milliers de petits pots, t'abreuver d'histoires plus ou moins drôles. Te laisser aussi en paix.

Tu es là, impressionnant, unique, ton regard m'emplit de respect, tes cris me déroutent, je voudrais idéalement que tu ne souffres jamais. C'est impossible.

Tes premiers pas, premiers mots nous émerveillent.

J'imagine souvent tes futures ébauches d'amitié, souhaite te savoir entouré de copains, que tu ne connaisses pas la solitude et ses angoisses. J'ai peur de trop t'aimer, de ne pas te laisser suffisamment d'espace vital, j'essaie de faire attention à ta liberté.

Hervé et moi faisons sans heurts majeurs l'apprentissage des bonheurs et des anxiétés qui étreignent les jeunes parents. Les premiers mois qui succèdent à la naissance de Max brillent par leur harmonie : notre bébé grandit sans aucun problème de santé, il se développe normalement, étonnant l'entourage par sa vivacité.

Le Gardénal n'a donc pas entamé le cerveau de notre fils, je pousse secrètement un soupir de soulagement, Max semble invincible.

Un léger incident trouble cette paix : le changement de molécule après l'accouchement (passage du Gardénal à la Dépakine) provoque la résurgence passagère des crises. J'ai très peur de me retrouver à nouveau en proie à la maladie : comment élever notre fils sans l'affoler, comment envisager les moments en solitaire à ses côtés avec le danger de l'exposer à ces brefs instants d'inconscience, ne risque-t-il pas d'avoir un accident dû à mon inattention ?

Un autre sentiment se substitue illico à la peur : celui d'une immense colère.

Que l'épilepsie m'ait empoisonné l'existence est un fait, mais que de surcroît elle nuise indirectement à la vie de mon enfant me révolte.

J'élabore un schéma mental de fer, sous-tendu par l'énergie qui m'anime, jamais Max ne me verra dans un tel état, je me l'interdis, à la moindre alerte le visage de notre fils s'imprime devant mes yeux, court-circuitant instantanément la future décharge.

Monsieur T. vient à ma rescousse :

— Madame, n'ayez aucune crainte, ces crises ne sont que transitoires et correspondent au changement de traitement. Il faut bien vous persuader que vous avez guéri. Ces manifestations ne représentent qu'un cas isolé – rendez-vous compte que, hormis la dernière crise, vous n'en avez pas eu depuis bientôt deux ans !

Il marque une légère pause.

— Je voulais vous dire autre chose : cette guérison, vous la devez autant à la pharmacopée qu'à vous-même. Sans votre détermination, nous n'aurions pas obtenu de tels résultats.

A la réflexion, je ne sais si monsieur T. exprimait là le fond de sa pensée ou s'il me fit une fleur sous forme d'encouragement psychologique. Peu importe, il m'a ragaillardie en me donnant le maximum d'espoir.

Dans son regard, il me montre toujours du respect, voire de l'admiration, m'épargnant la pitié classique ou l'indifférence. Il m'a beaucoup aidée avec une modestie qui l'honore, ce n'est pas un homme chaleureux – au contraire, il possède un fort quant-à-soi qui doit parfois passer pour de la froideur. Mais cette politesse un peu distante se double de compassion, de calme et de tolérance.

Deux années passent.

Le 4 août 1994, nous donnons une petite sœur à Max, Colette, boule de séduction aux cheveux châtain fumé, crinière moutonnante, Colette au sourire perpétuel, à la joie désarmante. Colette, qui aime la terre entière.

Petite Coco pour laquelle j'éprouve au début un amour violent, animal, non entravé par la différence des sexes qui parfois m'empêche de dévorer Max de baisers, par égard et respect envers mon petit garçon. Lorsque survient l'heure du coucher, Colette met ses bras en croix et se laisse, confiante, transporter au pays de la tendresse, tandis que Max hurle : « Et moi ! » Colette, dont les premiers pas sont empoisonnés par des problèmes oculaires. Lorsqu'elle atteint l'âge de sept mois, notre pédiatre nous conseille une intervention à Necker pour élargir le canal lacrymal.

— Ne vous inquiétez pas, c'est extrêmement rapide et ne laisse aucun souvenir à l'enfant.

Je fais la bêtise de ne pas demander en quoi consiste exactement cette intervention.

Un matin, nous partons toutes les deux pour Necker. Souvenirs pesants des craintes passées...

Si l'hôpital ne représente plus une épreuve de force, pour son enfant en revanche, cela prend la tournure d'une agonie.

Les médecins emmènent Colette dans une grande salle et me font gentiment mais fermement sortir : les parents ne sont pas autorisés à assister à l'intervention. Je comprends a posteriori pourquoi.

Ils ligotent Coco pour lui enfoncer à vif un long cathéter depuis la narine jusqu'à l'œil.

Derrière la porte, j'entends des hurlements perçants. Glacée, je ne peux esquisser un geste : que pratique-t-on sur la petite pour la faire crier avec autant de force ?

Deux minutes plus tard, la porte s'ouvre et les femmes en blanc apparaissent :

— Nous sommes désolées, nous n'avons pas pu faire l'intervention. Votre bébé a eu une petite convulsion. Elle est devenue violacée. Nous l'avons envoyée en réanimation.

Le mélange de peur, de souffrance et de colère ressenti au tréfonds des tripes ne sort pas. Comme dans un rêve, je me dédouble. Je m'entends répondre calmement, automate incapable de s'indigner :

— Est-ce grave ? La convulsion est-elle épileptiforme ?

— Mais non ! Qu'allez-vous chercher là ! Nous allons juste la garder dix minutes en observation puis nous vous la rendons, vous pourrez repartir avec elle d'ici une demi-heure.

L'hôpital n'a donc pas changé ? Je n'arrive pas à y croire.

Triturer un bébé sans anesthésie, sans un suppositoire de Valium.

Barbares, ceux qui sont semblables aux internes de l'enfance, sadiques et négligents.

J'attends qu'on me rapporte une petite Colette frémissante que je serre contre moi et nous partons, Colette encore cramoisie et secouée de frissons, moi, blême, interdite, muette de fureur.

Je m'en veux terriblement de ne pas avoir pu protéger Coco de la brutalité de l'hôpital dont j'ai pourtant tant souffert lorsque j'étais petite, je ne me pardonne toujours pas cet incident, j'aurais dû hurler, faire un scandale, au lieu de quoi j'ai laissé la petite souffrir sans pouvoir ouvrir la bouche. Exploser pour les détails, imploser lors des drames... il est difficile de changer ses réactions face à des événements douloureux, apprendre à faire une scène au bon moment.

Colette grandit. A deux ans, elle a déjà subi trois opérations de l'œil (avec anesthésie, inutile de le préciser), sans compter les végétations, la pose de diabolos dans les oreilles, plus toute une série compliquée d'examens désagréables comprenant scanners et prises de sang variées. En dépit de son caractère obéissant et tendre, la moindre vue d'une blouse blanche la rend à présent hystérique.

Vas-y ma fille, roule-toi par terre, ne subis rien, je t'encourage vivement à ne jamais te montrer passive face à la douleur, ta réaction – bien que pénible et traumatisante – me paraît l'illustration de ta force et de ton bon sens, ne m'imite pas, moi qui restais pétrifiée de timidité face aux médecins hargneux de l'enfance puis me révoltais en silence – et en retard.

J'ai essayé par la suite d'exiger les attentions les plus élémentaires pour protéger ma fille du monde médical, on nous a fait trop de mal, à l'une comme à l'autre. Pourtant, je sens chez Colette une stupéfiante force de caractère, forgée peut-être par les épreuves médicales de sa petite enfance, épreuves qu'elle a dû assumer, elle aussi, seule.

Quant à ma santé, suis-je guérie ou non de l'épilepsie ?

La conclusion est claire : je m'en fous.

Le monstre sommeille depuis longtemps déjà. J'ai à présent tendance à croire à son extinction.

Je vis comme une fumeuse qui aurait arrêté son vice mais garderait un seuil de vulnérabilité au tabac plus important à cause de son passé. C'est ainsi que je me figure l'épilepsie, elle reste inscrite dans ma mémoire, y dort, calme, volcan éteint, sorcière somnolente, droguée, peu dangereuse.

Parfois je me passe la main sur le crâne, reposée, apaisée, la mystérieuse maladie envoûtante et violente ne viendra plus me tourmenter.

La peur de mourir, en revanche, je crois que je la garderai jusqu'à mon dernier souffle.

La petite voix interne de la maladie avait raison sur un point, sa disparition n'a pas rendu la vie plus évidente...

Après sept ans de bonheur et de conflit, mon mari et

moi nous sommes séparés pour des raisons qui n'ont rien à voir avec l'épilepsie et ne regardent que nous. Il reste malgré tout une reconnaissance, une émotion, quelque chose d'inexplicable, Hervé demeure pour toujours l'homme qui a ensoleillé les premiers pas vers une existence plus libre.

J'ai du mal à parler de nous, sinon pour confier que mes sentiments à son égard n'ont pas été entachés par la crainte de la maladie à l'intérieur de notre couple.

Epilepsie ou pas, je l'aurais aimé de toutes mes forces.

Epilepsie ou pas, j'aurais fait les mêmes choix et les mêmes erreurs, pour la première fois la maladie n'a pas conditionné des errements affectifs ou des doutes ; je ne sais pas si je me suis toujours respectée au long de notre histoire, mais j'ai vécu, aimé et me suis trompée sans alibi médical, sans terreur de déplaire.

Nos enfants m'ont fait découvrir la portée de l'amour inconditionnel qui transfigure, oui, j'ai aussi stabilisé la guérison grâce aux enfants ; ils sont là, tous les deux, électrons libres turbulents, différents et semblables, cherchant à tester les limites de mon amour illimité.

Ma santé en devient dérisoire, annexe.

Je réfléchis souvent à la phrase de T. : « Vous ne savez pas marquer vos exigences, sans doute par peur de déplaire. » Vous aviez raison, monsieur, je n'ai pas suffisamment marqué mes exigences, par peur de déplaire mais aussi parce je sentais mes idéaux irréalisables, n'existant pas sur terre, inconciliables avec la réalité, et, au final, peu m'importe, je ne changerai pas, ne pourrai vivre que bercée par des rêves de monde sans violence et sans dispute, tendresse éternelle que personne – y compris moi-même – ne peut concrétiser.

Il faut juste bricoler ici ou là quelques heures de grâce, devenir plus sereine, tenir et composer sans plus penser aux macabres obsessions, et ne plus avoir peur d'exprimer parfois les mécontentements.

Paradoxe, je possède enfin les cartes en main pour mener une vie normale, paisible, prévisible ; je ne sais plus si je la désire, cultiver son jardin ne m'intéresse pas, et la vie m'apparaît comme un gigantesque terrain incohérent et mystérieux. Je crois que je ne pourrai pas raisonner en mètres carrés, la maladie s'est enfuie en laissant une cicatrice de démesure, grain de folie, joyeux et léger celui-là, à exploiter au quotidien.

J'ai tant rêvé de maîtrise… Je ne la souhaite plus, parle toujours à voix haute dans la rue mais n'en ai plus honte, et donne sans complexe aux enfants ma fantaisie, ma rêverie, mon désordre.

## 18

Je marche en compagnie des enfants, soudain je sens la petite main de Max me tirer vers la réalité :

— Maman, sors de ton monde, je te parle !

— Oui, pardonne-moi, je t'écoute. Il y a une chose merveilleuse avec toi ou Colette, vous ne me demandez pas où suis-je passée bien que vous vous rendiez compte parfois que je ne vous écoute plus, vous êtes les seules personnes que je connaisse à ne m'avoir jamais posé la question : « A quoi penses-tu ? »

Max rit :

— Nous savons bien que tu gardes un siège dans les nuages. Nous, ce qui nous intéresse, c'est de t'en faire parfois descendre !

Je caresse la main de Max en souriant ; « ni tout à fait la même, ni tout à fait une autre », je continue de marcher en regardant le spectacle de la rue, grondant les petits qui viennent de se disputer, allant acheter le journal ou la viande. Mon jumeau secret, ce double interne qui reste constamment collé à mes pas ne comporte plus d'agents destructeurs.

J'ai gagné. Il demeure, coquille évidée, haricot écossé de ses terreurs.

Il est devenu mon univers de douceur, étape nécessaire de la journée, rêves et absences durant lesquels le cerveau au repos ne pense à rien, bercé par une mélodie lente, inutile et bienfaisante.

Je garderai sans doute ce réservoir de coton, aérien, rassurant, naviguant quelque part dans le lobe temporal.

Les petits savent que cet état rêveur est ma condition sine qua non d'équilibre, espace de liberté secrète ; je ne connaîtrai jamais la règle de trois mais arrive à faire réciter les leçons aux enfants, ne sais pas calculer une racine carrée mais peux inventer des tas d'histoires, chacun son potentiel.

Au Moyen Age, j'aurais été brûlée vive en place de Grève – frappée du sceau de sorcellerie, au XIXe, Charcot et ses sbires m'auraient réduite à l'état d'insecte schizophrène et, affolée, prise au piège au milieu de leur amphithéâtre sans humanité, dans les années 40, les nazis m'auraient stérilisée. Remercions la Providence de vivre maintenant – et dans ce pays.

Maintenant, seconde, minute, heure, qu'est-ce que le temps, quel est mon temps... Celui de la réconciliation et de l'acceptation.

Quel est le bilan, à trente-cinq ans ?

En dix ans, je n'ai eu que deux crises. Et sens que plus jamais elles ne s'infiltreront en moi de façon bimensuelle, comme elles en ont longtemps eu l'habitude. Oh, peut-être resurgiront-elles à l'occasion, alléchées par quelque drame ou quelque bonheur trop intense (toujours ce mot !). Elles s'oublient très bien.

Le dernier souvenir de crise remonte à quelques années. Janvier 97, pour être plus précise. Deux semaines auparavant, j'avais accepté de témoigner à la télévision de mon épilepsie dans une des rares émissions consacrées à ce problème.

Lorsque l'équipe de « La Marche du siècle » me proposa en effet de venir parler en direct des conséquences de la maladie, je donnai spontanément mon accord, sachant que Jean-Marie Cavada n'orientait pas ses émissions vers un voyeurisme facile.

J'invitai ma complice et amie Sophie à venir m'épauler dans cette épreuve. Nous partîmes, faussement nonchalantes, vers les studios, évoquant nos souvenirs au point d'oublier les voitures – nous évitâmes de justesse ce soir-là un accident.

— Parle surtout de l'accélération du temps lors des alertes des crises, me conseilla Sophie. Et fais attention aux pièges du direct, la tentation de mettre des personnes en cause, famille, entourage proche sera sans doute le principal écueil à éviter.

— Je n'ai rien à reprocher aux parents, ils se sont montrés merveilleux de délicatesse.

— Les journalistes peuvent arriver à vous faire dire n'importe quoi.

Aux abords des studios, je laissai mon amie prendre place parmi la foule des gens venus assister à l'émission et me dirigeai vers la salle de maquillage où s'étaient rassemblés les futurs intervenants. A mes côtés, un grand professeur de neurologie, très élégant, tripotait nerveusement le capuchon métallique de son stylo ; nous entamâmes une conversation sur les différents médicaments et sur leurs effets secondaires quand, soudain, je ressentis une angoisse me traverser le plexus. La pièce se mit à tourner... faire une crise en direct devant des milliers de gens... maladie à forte composante psychosomatique... Le professeur m'informait sur les nouvelles molécules sans se rendre compte de ma panique grandissante. Je lui coupai la parole :

— Je me sens brusquement très intimidée. J'ai apporté avec moi une plaquette d'anxiolytiques, croyez-vous que je puisse en prendre un maintenant ?

Son visage se ferma :

— A votre place, je ne le ferais pas.

Puis il recommença à parler sans s'arrêter. Je jetai un regard sur la table basse sur laquelle étaient posés quelques verres, et lorsque je réalisai qu'il venait de se servir généreusement quelques rasades de whisky, je n'eus plus aucun scrupule à extirper un cachet de Xanax de mon sac et à l'avaler en souriant sous son air réprobateur.

Quand on nous invita enfin à venir prendre place sur

le plateau, je n'en menais pas large, tâchant de me calmer grâce aux phrases de T. qui revenaient en ritournelles calmes et rassurantes : « Les épileptiques n'ont pas de crises en état de vigilance extrême, celles-ci surviennent en général dans la décompression. » Le visage tendu des médecins invités me réconforta un peu ; ils semblaient avoir autant d'appréhension que nous, malades ou ex-malades. Soudain, les lumières clignotèrent. « 10, 9, 8, 7... »

Nous nous retrouvions à l'antenne, sans droit à l'erreur. Immédiatement j'ai senti un courant de complicité se créer entre les témoins, une absence générale de pathos dans les explications qui augurait du meilleur. Jean-Marie Cavada posait rapidement les questions essentielles, sans s'appesantir, avec respect. Nous nous efforcions de lui répondre avec le plus de sincérité possible ; je réfléchissais à toute vitesse avant de prendre la parole, motivée par un ordre : ne pas peiner ma famille.

Bien que décidée à faire la lumière sur la maladie, j'ai menti deux fois au cours de l'émission. A la question de Cavada :

— Cette maladie vous a-t-elle procuré un sentiment d'isolement ou même de honte ?

J'ai répondu très vite « Non », incapable – l'orgueil regimbait – d'avouer les détresses de l'enfance.

Et j'ai également transformé la date de la prise de connaissance de la maladie, déclarant durant l'émission avoir appris le mot « épilepsie » à quatorze ans alors que je ne l'ai découvert qu'à dix-sept ans. Ce mensonge-là reste plus obscur, je crois que j'ai répondu rapidement, un peu au hasard, sans réfléchir.

L'émission s'acheva dans un climat de dignité et de soulagement, puis Sophie et moi allâmes fêter au champagne la preuve télévisuelle de la fin de nos années de maladie, requiem de l'épilepsie affichée devant des millions de spectateurs.

Deux semaines plus tard, la réponse à l'effort psychologique fourni ne se fit pas attendre et mon handicap me rattrapa, implacable.

La crise surgit un soir, tandis que je m'apprêtais à raconter une histoire aux petits.

— Maman, raconte-nous une histoire, allez, juste une mais une longue ! Au moins une heure.

J'ouvre le grand livre magique tandis qu'ils se blottissent contre moi. Colette me fixe de ses immenses mirettes, un sourire d'extase flottant sur ses lèvres. Va pour *Le briquet* des frères Grimm.

— Il était une fois... une fois quoi, une fois quand... Il est zéro fois. Oh, non, ça recommence, non, pas devant les petits, Seigneur, non, pas devant les petits, fiche-moi la paix... je me souviens... maman me lisant une histoire... comme aujourd'hui, ce soir... je vois la scène... maman me parlant... Tout s'accélère, non, pas devant les enfants, non, pitié, ne reviens pas, tu m'avais promis de disparaître pour toujours... Je t'en supplie, je t'en conjure, pas devant les petits... je me souviens de mes huit ans... je suis une enfant... Souvenirs qui jaillissent et s'affolent dans une danse accélérée, prodigieuse, macabre et endiablée... *Briquet* des frères Grimm... Maman, *Belle au Bois dormant...* Contes ineptes... Monde absurde... Flux et reflux de la mémoire, uppercut de souvenirs.... répétition des cycles, maman et moi, moi et les enfants... redite, routine... j'ai été une petite fille qui vient de grandir en trois secondes... je suis une mère qui rétrécit à l'état de gamine... Nounours de Max, le mien, il y a longtemps, hier, flamboiement de pensées, anarchiques et tourbillonnantes, indomptables, indéchiffrables vagues qui m'envahissent, rouleaux denses d'images s'entrecroisant en un labyrinthe surnaturel... La chambre bouge, Max lève ses grands yeux interrogateurs, ne crains rien, chéri, maman s'en va quelques secondes au pays d'Il était zéro fois... Fin du temps, minute... seconde... mort présente...

Je me sens partir. Impossible de contrôler la crise, pas le temps d'avertir les enfants. Les mots viennent de m'échapper.

Cette crise ne signifie pas grand-chose – elle reste un cas isolé dû à des événements un peu exceptionnels.

Je me réveille dans mon lit au bout d'un quart d'heure, désemparée, affolée : tout le schéma mental patiemment construit vient de s'effondrer, les enfants ont dû avoir très peur, ont-ils souffert durant ce bref instant ?

Mon cœur pèse encore plus lourd que les membres engourdis.

Mais, très vite, la réaction extraordinaire des enfants me rassure définitivement.

— Que t'est-il arrivé, maman ? me dit Max. Tu étais toute bizarre.

— Ne crains rien, mon chéri. J'ai eu ce qui s'appelle une crise d'épilepsie. Ce n'est absolument pas dangereux, ni pour moi, ni pour toi. Cela ne fait pas mal et ne dure pas longtemps. Ne t'inquiète pas, cela arrive très, très rarement. Raconte-moi plutôt ce qui s'est passé exactement.

— Brusquement, tu t'es mise à ressembler à un soldat de Napoléon (!) : tu es devenue toute droite, toute raide, tu t'es levée en faisant des tas de mouvements avec tes bras, comme un judoka. Yahoo, Kayaaa... Tchac ! Coco riait en répétant : « Maman, drôle, maman, drôle. » J'ai pensé : « Catastrophe, maman perd la boule. » Puis tu es retombée sur mon lit. J'ai cru que tu tombais dans les pommes. Tu t'es relevée, tu as marché jusqu'à ta chambre. Je suis venu voir comment tu allais, tu dormais en faisant encore des mouvements de judoka. Après, tu t'es vraiment endormie.

J'éclate de rire.

— Non, mon chéri, je ne perdais pas la boule. Personne n'a jamais aussi bien décrit que toi une crise d'épilepsie, tu possèdes vraiment un bon sens de l'observation. Une crise d'épilepsie, c'est une excitation anormale du cerveau qui dure peu de temps. Si j'ai eu l'air d'un judoka, je ne m'en souviens pas. Et, crois-moi, tu n'en verras sans doute plus jamais.

— Je sais bien que tu n'as pas perdu la boule, mais comme tu étais drôle !

Max sourit de plus belle et ajoute :
— Maman, et si on battait un record ?
— Lequel ?
— Celui du plus gros câlin du monde.

*Cet ouvrage a été composé par*
*Nord Compo — 59650 Villeneuve-d'Ascq*
*et imprimé sur presse Cameron*
*par* ***Bussière Camedan Imprimeries***
*à Saint-Amand-Montrond (Cher)*
*en octobre 2000*

N° d'édition : 13271. — N° d'impression : 004703/1.
Dépôt légal : septembre 2000.

*Imprimé en France*